Fortbildung für Ärzte — Beiträge aus der psychosomatischen Medizin

Herausgegeben von
W. Schüffel und C. F. Fassbender

Springer-Verlag
Berlin Heidelberg New York Tokyo 1984

Prof. Dr. med. W. Schüffel
Fachbereich Humanmedizin
der Philipps-Universität
Robert-Koch-Str. 2
3550 Marburg

Dipl.-Psych. C. F. Fassbender
Herz-Kreislaufzentrum Rotenburg
6442 Rotenburg/Fulda

ISBN-13:978-3-540-13219-6 e-ISBN-13:978-3-642-69614-5
DOI: 10.1007/978-3-642-69614-5

CIP-Kurztitelaufnahme der Deutschen Bibliothek
Fortbildung für Ärzte ⟨01, 1982–03, 1983⟩:
Fortbildung für Ärzte – Beiträge aus der psychosomatischen Medizin / hrsg. von
W. Schüffel u. C. F. Fassbender. – Berlin; Heidelberg; New York; Tokyo:
Springer, 1984.
ISBN-13:978-3-540-13219-6

NE: Schüffel, Wolfram [Hrsg.]; HST

Satz: Walter Huber, Grafische Kunstanstalt · 7140 Ludwigsburg

2119/3140-543210

Vorwort

Ziel der Herausgeber und Autoren des Buches ist, in *konkreter* Form daran mitzuwirken, die ärztliche Fortbildung in psychosomatischer Medizin weiterzuentwickeln.
Unter psychosomatischer Medizin wird hier eine bestimmte *Einstellung* desjenigen Arztes verstanden, der Wissen und Fertigkeiten der „Beziehungsmedizin" in die ärztliche Tätigkeit integrieren will.
Die Kernaussage der *Beziehungsmedizin* lautet: Jede ärztliche Tätigkeit erwächst aus einer Zweierbeziehung. Diese Beziehung wird aus den Erfahrungen und Erwartungen von Patienten und Arzt bestimmt. Die Beziehung ist bewußt gestaltbar.
Psychosomatische Medizin betreiben heißt, sich dieser Erfahrungen und Erwartungen von Patient und Arzt zunehmend bewußt werden, sie immer wieder im Gespräch mit Kollegen reflektieren und hieraus im Praxisalltag wie in der Fortbildung Konsequenzen ziehen. Psychosomatik wird also nicht als eine Spezialdisziplin, sondern als eine *grundlegende ärztliche Vorgehensweise* verstanden.
Zwischen Oktober 1982 und Oktober 1983 wurden im Bereich der Hessischen Landesärztekammer 3 Seminare durchgeführt, um eine derart verstandene psychosomatische Fortbildung entstehen zu lassen. Im 1. Seminar (Herz-Kreislauf-Zentrum Rotenburg/Fulda, Oktober 1982) wurden grundlegend die Inhalte der Fortbildung diskutiert. Im 2. Seminar (Akademie für ärztliche Fortbildung und Weiterbildung, Bad Nauheim, Januar 1983) ging es um die Durchführung eines entsprechenden Programmes; im 3. Seminar (Akademie für ärztliche Fortbildung und Weiterbildung, Bad Nauheim, Oktober 1983) war die Evaluation Gegenstand der Diskussion.
Das Buch hat die Texte der Referate und der Diskussionen des 1. Seminares zum Hauptinhalt. Die Ergebnisse des 2. Seminares werden protokollarisch wiedergegeben. Aus diesem 2. Seminar resultiert auch das konkrete Fortbildungsangebot, das im Hessischen Ärzteblatt veröffentlicht wurde (Hessisches Ärzteblatt: Fortbildung in psychosomatischer Medizin; Juni 1983). Das 3. Seminar wird in seiner Zielsetzung und Durchführung beschrieben; eine gesonderte Publikation seiner Ergebnisse ist vorgesehen. – Als Anhang findet sich u.a. der Ergebnisbericht über ein englisches Fort-/Weiterbildungsprogramm mit verwandter Zielsetzung und jetzt 12jähriger Laufzeit in Colchester/Suffolk (England). Es wurde uns von der Autorin Deirdre Paulley im englischen Originaltext zur Erstveröffentlichung zur Verfügung gestellt.
Zwar sind die Herausgeber für die Planung des 1. Seminares gemeinsam zuständig gewesen; doch ohne die Hilfe von Herrn Dr. G. P. Burkhard (Bonn), Herrn Dr. H. Kerger (Bad Nauheim), Herrn Prof. Dr. H. Renschler (Bonn), Herrn Prof. Dr. H. J. Rheindorf (Frankfurt), Frau G. Rieck (Bad Nauheim),

Frau Dr. C. Weiß (Mannheim) und ohne die Hilfe der Firma Boehringer Mannheim wäre es nicht zu diesem erfreulichen Start eines Fortbildungsprogrammes gekommen, das binnen Jahresfrist eine große Zahl von Interessenten gefunden hat. Diesen Damen und Herren und dieser Firma gilt unser besonderer Dank.

Marburg/Rotenburg, Januar 1984 W. Schüffel und C. F. Fassbender

Inhaltsverzeichnis

Teilnehmer des 1. Seminares, Rotenburg, 8. und 9. Oktober 1982

Fassbender, C. F., Dipl.-Psych.
Fachbereich Psychotherapie, Herz- und Kreislaufzentrum Rotenburg a. d. Fulda

Halhuber, M. J., Prof. Dr. med.
Bad Berleburg

Ibe, B., Dr. med.
Herz- und Kreislaufzentrum Rotenburg a. d. Fulda

Klingenburg, M., Dr. med.
Abteilung Psychosomatik der Universität Ulm

Lamprecht, F., Prof. Dr. med.
Abteilung Psychosomatik und Psychotherapie am Universitätsklinikum Steglitz der Freien Universität Berlin

Loskot, F., Prof. Dr. med.
Herz- und Kreislaufzentrum Rotenburg a. d. Fulda

Maass, G., Dr. med.
Deutsche Klinik für Diagnostik, Wiesbaden

Müller-Christiansen, K.
Medizinjournalist, Frankfurt

Neun, H., Dr. med.
Niedersächsisches Landeskrankenhaus Tiefenbrunn, Rosdorf

Rheindorf, H. J., Prof. Dr. med.
Landesärztekammer Hessen, Frankfurt

Renschler, H., Prof. Dr. med.
Institut für Medizindidaktik, Universität Bonn

Schüffel, W., Prof. Dr. med.
Abteilung Psychosomatik, Zentrum für Innere Medizin der Philipps-Universität, Marburg

Schuffels, M.
Medizinjournalistin, Frankfurt

Troschke, J. v., Prof. Dr. med.
Abteilung Medizinische Soziologie der Universität Freiburg

Weiss, G., Dr. med.
Mannheim

Wesiack, W., Prof. Dr. med.
Aalen

Wilke, K., Dr. med.
Klinik für Psychosomatik der Medizinischen Hochschule Lübeck

Fortbildung für Ärzte – Beiträge aus der psychosomatischen Medizin (I): Zur Zielsetzung des Rotenburger Symposions (1. Seminar)

W. Schüffel

Kranke sind dann mit der größten Aussicht auf Erfolg zu behandeln, wenn der Arzt ihre Lebensgeschichte kennt, und er sie mittels dieser Informationen zur Mitarbeit gewinnen kann. Kennenlernen und Mitarbeiten erwachsen aus der *Interaktion* von Arzt und Patient. Kennzeichnend für die psychosomatische Medizin ist, daß diese versucht, die Interaktionen von Arzt und Patient in tragende Beziehungen umzusetzen. Psychosomatische Medizin wird dadurch zu einer *„Beziehungsmedizin"*.

Das Rotenburger Seminar war mit C. F. Fassbender unter folgender Zielvorstellung geplant worden: Vertreter der psychosomatischen Medizin sollen Beiträge zusammenstellen, die es erlauben, häufig ablaufende Interaktionsformen in der medizinischen Versorgung zu beobachten, um hieraus Themen aus dem interaktionellen Gebiet abzuleiten, die dann von der psychosomatischen Medizin im Sinne eines Fortbildungsangebotes vermittelt werden können. Die Teilnehmer des Seminares sollten ihrerseits in den anschließenden Diskussionen immer wieder gefragt werden, wie diese Themen für ein konkretes Fortbildungsangebot geeignet sind.

Im Laufe unseres Gespräches möchte ich vorschlagen, bei den Diskussionen folgende Fragen zu verfolgen:

a) Wie können interaktionelle Momente in jeder Arzt-Patient-Beziehung bewußt erfaßt werden?
b) Wie kann die Interaktion von Arzt und Patient bewußter gestaltet werden?
c) Wie können intra- und interprofessionelle Beziehungen problemgerechter gestaltet werden?
d) Wie ist es möglich, ein eigengesteuertes, berufsbegleitendes (peer-) Lernen umzusetzen?

Von besonderer Bedeutung erscheint mir Punkt d. In einer Fortbildung gibt es eigentlich *keine* Experten; jeder Teilnehmer einer Fortbildung ist sein eigener Experte und entscheidet, was die Inhalte der Fortbildung sind [3]. Erst danach werden die Experten zugezogen, um dann für die Arbeitsgruppe der sich Fortbildenden als Berater zur Verfügung zu stehen.

Zum Ausgangspunkt und zur Planung des Seminars

Es ist davon auszugehen, daß Klinik- wie Allgemeinärzte, die ja alle durch Kliniken hindurchgegangen sind, in entscheidender Weise von der derzeitigen Krankenhausmedizin geprägt werden. Diese Medizin zeichnet sich dadurch aus, daß der Arzt bereits als Medizinstudent gelernt hat, Fakten zu erheben, diese als vom Individuum unabhängige Diagnosen zu interpretieren und hieraus Hand-

lungsanweisungen überindividueller Art abzuleiten. Während der Weiterbildung setzt sich diese Art des kognitiven Lernens fort, das weitgehend von der individuellen Biografie des Patienten abstrahiert.
Die Betonung des derart praktizierten kognitiven Lernens führt zur Unterbetonung oder gar Verkümmerung des Lernens im psychomotorischen und besonders im affektiven Bereich. Dem Arzt wird es zunehmend erschwert, seine Beziehungsformen zum Patienten zu erkennen und sie in einem diagnostischen und therapeutischen Sinne einzusetzen. Gleiches spielt sich, häufig noch weniger bemerkt, im kollegialen Bereich und darüber hinaus in weiteren Arbeitssituationen ab, wenn nicht über zwischenmenschliche Beziehungsformen diskutiert werden kann. Nur mit großer Anstrengung kann dieses dann unbemerkt ablaufende affektive oder einstellungsmäßige Lernen beeinflußt werden [4].
Beobachtet man interaktionelle Abläufe in unseren Krankenhäusern, aber auch in den Praxen, so drängt sich immer wieder der Eindruck auf, daß die natürliche menschliche Fähigkeit zur Gestaltung von Beziehungen im speziellen professionell-medizinischen Bereich gestört ist.
Andererseits sind in weiten Bereichen des medizinischen Versorgungswesens Gegenkräfte bemerkbar, die eine Änderung herbeizuführen suchen. Als Veranstalter dieses Seminars haben C. F. Fassbender und ich versucht, Ärzte anzusprechen, die sich in verschiedenen Bereichen um eine Änderung der Situation bemüht haben. Es geht uns darum, solche Bemühungen zur Kenntnis zu nehmen und sie auf die Frage hin zu untersuchen, was wir von ihnen lernen können.

Die Teilnehmer und ihre Beiträge

Zunächst haben wir uns an Herrn Maass von der Deutschen Klinik für Diagnostik (Wiesbaden) gewandt. Wir möchten etwas über seine Erfahrungen in der Vermittlung des psychosomatischen Arbeitsansatzes in einer hochspezialisierten Poliklinik hören. Geradezu brennpunktartig finden sich dort die Probleme, mit denen wir uns auseinanderzusetzen haben: Einerseits kommen in diese Klinik Patienten mit chronifizierten Leiden, die eine lange Patientenzeit hinter sich haben; andererseits begegnen ihnen die Spezialisten, von denen jeder einen Ausschnitt aus dem gesamten Gebiet der Medizin vertritt. Wie gelingt es unter diesen Umständen, die Biografie in das medizinische Handeln einzuführen, so daß die Spezialisten mit dem Patienten und untereinander kommunizieren können?
Das Arbeitsfeld Frau Klingenburgs befindet bzw. befand sich noch vor kurzem in einer internistischen Universitätsklinik mit Departementsstruktur (Zentrum für Innere Medizin der Universität Ulm). Damit gehen wir vom poliklinischen in den stationären Bereich über. – Welche Probleme ergeben sich hier, wo viele Menschen im intensiven täglichen Miteinander problemzentriert, d. h. auf der betreffenden internistisch-psychosomatisch arbeitenden Station patientenzentriert interagieren? Vor allem müssen wir uns mit der Frage nach denjenigen Arbeitsbedingungen auseinandersetzen, die es Arzt und Mitarbeitern ermöglichen, auf die Biografie des Patienten einzugehen.

Der erste Teil der Freitagssitzung endet mit der Frage, welche Möglichkeiten uns zur Verfügung stehen, Kommunikationsformen qualitativ und quantitativ zu erfassen, um auf diese Weise zu einer Beurteilung unserer Fortbildungsbemühungen zu kommen. Die Frage ist an Herrn Renschler gerichtet, der Inhaber eines der beiden Lehrstühle für Medizindidaktik in der Bundesrepublik ist. Wir haben bewußt die Frage nach der Beurteilung kommunikativer Fähigkeiten und nicht interaktioneller Fähigkeiten gestellt. Dies hängt mit der Schwierigkeit des Forschungsgegenstandes zusammen; wir sollten die Ansprüche hier derzeit noch nicht zu hoch schrauben. Freilich muß die Frage gestellt werden, welche Richtung die Entwicklung des Methodenarsenals nehmen sollte, das uns in der Beurteilung interaktioneller Fähigkeiten und der Beurteilung von Beziehungen in der Medizin helfen wird.

Für den zweiten Teil des Freitagtreffens ist unsere Erwartung, daß Herr Halhuber zusammenfassend und rückblickend auf seine jahrzehntelange Erfahrung im kardiologischen Rehabilitationssektor berichtet, welche Anforderungen an eine Fortbildung der Ärzte unter psychosomatischen Gesichtspunkten zu stellen sind. Genauer: Was sollte ein Arzt können, um einem Infarktpatienten langfristig zu helfen?

Bei Herrn von Troschkes Referat wird uns die Frage beschäftigen, wie themenzentrierte Arztseminare so gestaltet werden können, daß sie als Hilfe für die konkrete Praxissituation erlebt und dann auch aktiv von den Fortbildungsteilnehmern aufgesucht und gestaltet werden können.

Der zweite Teil des Seminars beginnt mit konzeptionellen Überlegungen, die Herr Fassbender als klinischer Psychologe am Herz-Kreislauf-Zentrum Rotenburg einbringt. Als Veranstalter hatten wir uns bei der Planung des Programmes immer wieder gesagt, daß wir die Diskussion zur Fortbildung nur dann führen können, wenn wir wissen, wie an den Universitäten ausgebildet wird. Ist zu erwarten, daß im Studium vermittelte Inhalte der Medizinpsychologie auf die Praxis *nach* dem Studium angewandt werden? Welche Rolle spielt hierbei das Erlernen interprofessioneller Kooperationsformen?

Herr Neun wird als Leiter der psychosomatischen Abteilung im Landeskrankenhaus Tiefenbrunn bei Göttingen arbeitsplatzmäßige Anforderungen an den Arzt beschreiben und den Gedanken der interprofessionellen Arbeit im Team weiterverfolgen. Er wird also besonderes Gewicht auf die Verwirklichung geeigneter interprofessioneller Kooperationsformen legen.

Ein Schlaglicht auf die Effizienz psychosomatischer Konsiliarbemühungen wirft Herr Lamprecht, bisher Oberarzt der Abteilung Psychosomatik im Zentrum für Innere Medizin der Universität Berlin (Steglitz). In seinem Beitrag geht es um das Thema „Anspruch und Wirklichkeit der Konsiliardienste“. Damit formuliert er gleichzeitig Aussagen zu Fortbildungsbemühungen im klinisch-internistischen Bereich; denn Konsiliardienst bedeutet gleichzeitig Dienst in der Fortbildung. Ich hoffe, daß seine Erfahrungen ihn nicht in die Flucht geschlagen haben; denn er wird in der nächsten Zeit die Chefarztfunktion einer psychosomatischen Fachklinik im Schwarzwald (Schömberg) übernehmen.

Die letzten Abschnitte der Veranstaltung sind solchen Überlegungen vorbehalten, die sich mit konkreten Methoden der ärztlichen Fortbildung im psychosomatischen Bereich beschäftigen.

Hierbei geht Herr Wesiack vor dem Hintergrund jahrzehntelanger Erfahrungen als niedergelassener Internist und gleichzeitig erfahrener Fortbilder auf die Balint-Methode als grundlegende Lernmethode im interaktionell-einstellungsmäßigen Bereich ein. Er ist gleichzeitig dadurch ausgewiesen, daß er wesentliche Beiträge zur Entwicklung eines Konzepts der psychosomatischen Medizin vorgelegt hat [5].
Herr Wilke handelt ab, wie der Arzt arbeitsplatzbegleitend psychosoziale Kompetenzen vertieft. Seine Beiträge sind insofern besonders interessant, als sie eine gelungene Kooperation zwischen Fortbildungswilligen, Fortbildern und der regionalen Landesärztekammer widerspiegeln.
Glücklicherweise können wir also auf Vorarbeiten zurückgreifen. Das regionale Fortbildungsprogramm aus Schleswig-Holstein ist ein solches Beispiel [2]. Ein weiteres Beispiel ist das Fortbildungsprogramm, wie es vom Deutschen Kollegium für psychosomatische Medizin verabschiedet wurde [1].*
Nach Abschluß des Seminares wollen wir uns in einer kleinen Arbeitsgruppe zusammensetzen, die Mitteilungen sichten und sie für ein zweites Seminar aufarbeiten, das dann in Bad Nauheim stattfinden wird. Dieses Nachfolgeseminar, an dem vor allem Allgemeinärzte mitwirken sollen, wird Schritte zur Realisierung eines Fortbildungsprogrammes erarbeiten.

Diskussion

Neun: Ich habe eine Frage zur Definition von Interaktionen. Der Begriff stammt ja aus dem Sprachgebrauch der Kommunikationstheoretiker und aus der Gruppendynamik. Verstehen Sie unter Interaktion im weiteren Sinne auch affektive, unbewußte Komponenten, also auch emotionale Bezüge?

Schüffel: Ja. Ich verstehe unter Interaktion regelmäßig wiederkehrende Verhaltensmuster im klinischen Bereich, die zu einem wesentlichen Teil auf *Einstellungen* zurückführbar sind: Einstellungen, die langfristig gelernt sind, schon im Medizinstudium, also während der Ausbildung, und die sich dann fortsetzen in der Klinik. Ein Beispiel: Wo wird heute in der Aus- und Weiterbildung gefragt, wie sich der Arzt dem Patienten gegenüber fühlt? Wenn Sie an Ihre Studienzeit denken, sind Sie da etwa mal gefragt worden, ob Sie ärgerlich über einen Patienten waren, ob Sie sich über einen Patienten gefreut haben oder ob Sie ein Patient gar in eine Depression gebracht hat? Alles Dinge, die am laufenden Band passieren, sich aber unter einer dicken Decke abspielen, durch die man nicht durchschaut. Hier merkt man, was für Probleme da anstehen, an die man aber erst allmählich beginnt, sich heranzuwagen.

Neun: Darf ich noch nachfragen, wo Ihr Lernziel Interaktionspflege hinzielt: Ist das eine Kombination von psychomotorischen und sozialaffektiven Schwerpunkten, ist das, was Interaktion ja auch bedeuten kann, überwiegend eine Fertigkeit oder meinen Sie beides?

---

* Im Anhang abgedruckt

Schüffel: Nein, schwerpunktmäßig meine ich das Lernen von Einstellungen, vielleicht zurückhaltender formuliert: lernen, sich selbst zu überprüfen in seinen Haltungen, Einstellungen und Arbeitsabläufen. Und daraus erwächst dann die Möglichkeit, sich besondere Fertigkeiten anzueignen. Es ist also künftig sehr viel stärker zu fragen: Wie können wir unsere *Einstellungen* überprüfen und wie können wir mit ihnen arbeiten, um sie langfristig zu verändern? Denken Sie etwa auch an die amerikanische Literatur hierzu, seit Mitte der 50er Jahre, wo dieses viele Nachfragen anfängt. Da hat z.B. *Eron* Medizinstudenten untersucht und gefunden, daß diese Medizinstudenten außerordentlich aufgeschlossen sind, sich zu Beginn ihres Studiums mit Patienten zu beschäftigen, ihnen zu helfen, Hausbesuche zu machen usw. Aber zum Schluß des Studiums sind das diejenigen, die am distanziertesten gegenüber ihren Mitmenschen sind, die *Krankheitsbilder* zu erkennen suchen und sich dann nicht mehr dafür interessieren, was eigentlich *die Patienten* mit ihren Krankheitsbildern tun. Kurz und prägnant hat er es so ausgedrückt: „Die Leute sind zynisch geworden." Aus hoffnungsvollen Medizinstudenten sind Zyniker geworden. Und seit dieser Zeit, also seit den letzten 30 Jahren, zieht sich die These des Zynismus durch die Sozialisationsliteratur hindurch, wobei diese These auch hier in Deutschland nachuntersucht und bestätigt wurde.

v. Troschke: Als jemand, der sich seit etwa 10 Jahren mit diesem Problem herumschlägt und vielfältige Versuche macht, durch Lernangebote diesen Prozeß positiv zu beeinflussen und der recht gute Kontrollmöglichkeiten hat in bezug auf die Effektivität oder Ineffektivität solcher Bemühungen – weil ich die Medizinstudenten am Anfang des Studiums habe, in den beiden ersten Semestern in der Medizinsoziologie und in der Sozialmedizin am Ende des Studiums – würde ich in dieser Trias, die Sie angesprochen haben und die ich in meiner Terminologie in die Begriffe fassen würde: Wissensvermittlung, Einstellungsänderung und Vermittlung von Verhaltenssicherheit, stärkeres Gewicht legen auf die Vermittlung von *Verhaltenskompetenz* und durchstrukturiertes Zurverfügungstellen von Freiräumen, in denen Lernende Verhaltensalternativen ausprobieren und Verhaltens*sicherheit* gewinnen können. Das scheint mir auf dem Hintergrund meiner Lehrerfahrung, gerade im Medizinstudium, unter dem Aspekt, den Sie mit „Zynismus" angesprochen haben, sehr viel wirksamer zu sein als Versuche, über Wissensvermittlung oder Einstellungsänderung ein anderes Verhalten bewirken zu wollen.

Fassbender: Eine ganz konkrete Frage: Wird ein solcher „Zynismus" unser Bestreben, Psychosomatik zu betreiben, verhindern?

v. Troschke: Die Frage ist ja, wie man diesen „Zynismus", der sich sicherlich beobachten, beschreiben und fassen läßt, interpretiert. Ich würde ihn eigentlich als Schutzmechanismus interpretieren, in der Konfrontation mit einer Realität, mit der man auf dem Hintergrund seiner sozialisierten Fähigkeiten und Kenntnisse nicht fertig werden kann und wo dieser „Zynismus" eine Distanz schafft zu emotionalen Forderungen, mit denen man nicht gelernt hat, auf andere Weise fertigzuwerden.

Fassbender: Das heißt, hinter dem „Zynismus" eines Arztes verbirgt sich im Grunde dessen Unsicherheit und Hilflosigkeit, mit seinen emotionalen beruflichen Belastungen umzugehen.

Wesiack: Ich möchte etwas Vermittelndes, wie Sie, Herr Fassbender, dazu sagen. Es gibt ja – Herr v. Troschke wird das viel besser sagen können als ich, und Herr Schüffel hat ja schon darauf hingewiesen – eine Reihe von Untersuchungen aus verschiedenen Ländern, die ungefähr das gleiche ergeben: Wenn der junge Medizinstudent das Studium beginnt, sind etwa 80–90% der Studenten ausgesprochen empathisch, interessiert an der Biographie, an dem ganzen sozialen Komplex des Patienten, und nur etwa 10% sind eher objektivierend, distanziert zum Patienten eingestellt. Nachdem dann der Medizinstudent in seinen 10–12 Semestern einen Formations-, aber gleichzeitig auch einen gezielten Deformationsprozeß durchlaufen hat, der ja mit dem Studium an der Leiche und mit Chemie, Physik usw. beginnt, – und das ist ja ein systematischer Deformationsprozeß –, haben wir genau die umgekehrten Zahlen, wenn die Studenten aus der Universität entlassen werden. Und um auf Ihre Frage zurückzukommen, Herr Fassbender, ob das unsere Arbeit behindern wird: Behindert wird sie sicherlich, weil alle Ärzte diesen Prozeß durchlaufen haben. Aber wenn es uns gelingt, das Medizinstudium wenigstens schrittweise ein Stückchen zu reformieren – der erste Ansatz ist bereits gemacht, wir haben ja jetzt die Psychofächer schon in der Vorklinik – und wenn es uns gelingt, das Bedürfnis der Ärzte nach diesen Fächern, das sehr stark ist, befriedigen zu können, in einer Form, die ihnen entgegenkommt, dann, glaube ich, hat unsere Arbeit durchaus Chancen.

Literatur

1. Deutsches Kollegium für Psychosomatische Medizin (DKPM e.V.) (1981). Mitteilungen an die Mitglieder des DKPM, Marburg
2. Iversen G (1981) Erweiterung der psychosozialen Kompetenz. Schleswig-Holsteinisches Ärzteblatt 9: 394–396
3. Laxdal OE (1982) Needs assessment in conctinuing medical education: A practical guide. J Med Educ 11: 827–834
4. Schüffel W (Hrsg) (1983) Sprechen mit Kranken – Erfahrungen studentischer Anamnesegruppen. Urban & Schwarzenberg, München
5. Uexküll T von, Wesiack W (1984) Wissenschaftstheorie und Psychosomatik: In Uexküll T von (Hrsg) Lehrbuch der Psychosomatischen Medizin, 3. Aufl. Urban & Schwarzenberg, München

Vermittlung des psychosomatischen Arbeitsansatzes im interdisziplinären Team ärztlicher Spezialisten

G. Maass

Vor mehr als 12 Jahren wurde in Wiesbaden die Deutsche Klinik für Diagnostik (DKD) gegründet. 50 Fachärzte und etwa 6 Assistenten arbeiten in freier Selbstverwaltung ohne hierarchische Struktur zusammen. Alle medizinischen Subspezialitäten – mit Ausnahme der Neurochirurgie, Orthopädie und Pädiatrie – sind unter einem Dach integriert. Der Fachbereich psychosomatische Medizin besteht aus einem internistischen Vollzeitpsychoanalytiker, 2 Teilzeitpsychoanalytikern (Ärzten) und einem klinischen Psychologen. Jährlich werden in der DKD etwa 25000 Patienten untersucht – vorwiegend ungeklärte Problemfälle. Ungefähr 10% aller Patienten werden durch das psychosomatische Team untersucht, das sind fast 2500 Patienten im Jahr. Es lag nahe, daran zu denken, daß unter den ungeklärten „Problemfallpatienten" besonders viele mit psychosomatischen Störungen sind, die in den ärztlichen Praxen oder Kliniken ohne psychosomatische Kompetenz nicht abgeklärt werden konnten und oft einen langen chronischen Krankheitsverlauf hatten.

Aus diesem Grunde sahen die Initiatoren der Klinik, die nach dem Vorbild der Mayo-Clinic in Rochester/USA gegründet wurde, die Notwendigkeit, den Fachbereich psychosomatische Medizin in die DKD zu integrieren. Der in der Mayo-Clinic verwendete Minnesota-multiphasic-personality-inventory-Test (MMPI) wurde in der deutschen Fassung (MMPI Saarbrücken) eingeführt und sollte den erstuntersuchenden „persönlichen Ärzten" helfen, psychosomatische Phänomene wahrzunehmen und zumindest die Indikation für eine psychosomatische Untersuchung zu stellen. Gleichzeitig wurde ein Fragebogen zur Krankheitsvorgeschichte von Mitgliedern des Gründungsteams und Mitarbeitern des Sigmund-Freud-Institutes Frankfurt entwickelt, in dem Fragen zur sozialen Vorgeschichte, nach psychosomatischen und psychoneurotischen sowie psychotischen Symptomen gestellt wurden, und der von den Patienten vor der Untersuchung beantwortet wurde. Die Antworten wurden durch einen Computer ausgewertet. Wurden mehr als 8 Fragen nach psychosomatischen Störungen mit „Ja" beantwortet, so druckte der Computer für den persönlichen Arzt das kodierte Signal *MMPI indiziert* aus: Dies war eine Empfehlung an den persönlichen Arzt (der für den Patienten vom Anfang bis zum Ende der Untersuchung verantwortlich ist), den Patienten von einem Psychosomatiker untersuchen zu lassen. Bei 200 Patienten haben wir einmal eine Stichprobe durchgeführt, um zu sehen, wieviele unserer Patienten einer psychosomatischen Untersuchung nach den genannten Kriterien bedürfen. Es waren 200 unausgewählte Patienten, „Problempatienten" und Spezialuntersuchungen (z.B. Herzkatheter, Szintigraphien, Hormonuntersuchungen usw.), die fortlaufend registriert wurden. Zu unserer Überraschung war bei 199 von diesen 200 Patienten der Code *MMPI indiziert* ausgedruckt, was für die Ubiquität psychovegetativer, psychoneurotischer oder psychosomatischer Störungen bei unseren Patienten spricht und damit für das, was Balint eine *„Grundstörung"* nannte, die sich unter anderem auch in der Patient-Arzt-Beziehung manifestieren kann.

Die erstuntersuchenden „persönlichen Ärzte" waren wohl teilweise über das Vorkommen psychosomatischer Störungen informiert, jedoch meistens nicht mit einer ausreichenden psychosomatischen Kompetenz ausgestattet, um den psychosomatischen Zugang zum Patienten zu finden. Sie bedienten sich daher der angebotenen Möglichkeit, bei ihrem Patienten einen MMPI durchführen zu lassen, um das ausgewertete Ergebnis dann in den Dialog mit dem Patienten einzubringen oder als Entscheidungshilfe für die Anforderung einer speziellen psychosomatischen Untersuchung zu gebrauchen. Um das Ergebnis dieses Versuches vorwegzunehmen: Der MMPI hat sich in unserer Klinik trotz jahrelangen Einsatzes letzlich nicht bewährt und wurde schließlich abgeschafft – wenn auch zum Leidwesen einzelner Kollegen, die ihn danach sehr vermißten. Wir haben einsehen müssen, daß dieser klinische psychometrische Test – inzwischen 40 Jahre alt – ein eher positivistischer, phänomenologisch-deskriptiver Test ist, der keine ausreichend verwertbaren Kriterien für die differentialdiagnostische und differentialtherapeutische Klärung liefert und wenig Informationen gibt über die „Grundstörung" in der Arzt-Patient-Beziehung mit den zugehörigen „szenischen Informationen" (Argelander), die die entscheidende Grundlage der Beurteilung der Behandlungsmöglichkeiten und Motivation des Patienten für eine Psychotherapie ist.

Bis zu diesem Zeitpunkt haben wir im psychosomatischen Fachbereich versucht, den psychosomatischen Ansatz, Zugang und Umgang auf dem Weg der *inter*personalen Integration zu realisieren: Jeder Spezialist erarbeitete in seiner Identität *einen* Aspekt der Krankheit. Der erstuntersuchende persönliche Arzt integrierte dann am Schluß die verschiedenen Einzelaspekte zu einer „Gesamtdiagnose" – so fragmentarisch dies oft auch nur möglich war. Dies hatte den Vorteil, daß jeder in den Grenzen seiner Fachkompetenz die ihm vertraute Arbeit leisten konnte und nicht durch unrealistische Ansprüche überfordert und bedroht war. Der Nachteil der *inter*personalen Integration des psychosomatischen Ansatzes lag jedoch in der Aufspaltung des somatischen und psychosozialen Zugangs zum Kranken, die sich in einem Nebeneinander der verschiedenen Diagnosen und Aspekte in der Diagnose des Arztbriefes ausdrückte, die noch nicht identisch mit dem Begriff der *Gesamtdiagnose* (Balint) war. Es wurde daher nach einem Weg gesucht, den erstuntersuchenden internistischen Kollegen Anreiz und Gelegenheit zu geben, die *Beziehungs*pathologie in die Organ- und Funktionspathologie einzubeziehen.

Die gewonnenen Erfahrungen führten zu dem zweiten Schritt der *intra*personalen Integration des psychosomatischen Zugangs zum kranken Menschen. Es wurde eine Arbeitsgruppe Arzt-Patient-Beziehung gegründet, in der interessierten Kollegen Gelegenheit gegeben wurde, die Beziehungen zwischen Patient und Arzt wie auch zwischen Arzt und Patient in der Arbeitsgruppe zu erleben, wahrzunehmen und im Zusammenhang mit der Krankheit des Patienten zu verstehen. Wir haben bewußt darauf verzichtet, von einer *Balint*-Gruppe zu sprechen, da wir im Gegensatz zu einer echten Balint-Gruppe die meisten Patienten nur kurz für wenige Tage oder Stunden sehen und sehr selten an einem kontinuierlichen längeren Verlauf der Krankheit und Beziehungen zum Patienten teilhaben. Wir mußten uns also bei unseren ambulanten Patienten auf die kurze Zeit der 3–5 Tage dauernden Problemfalluntersuchung beschränken. Das Problem der Patienten wurde nach der Erstuntersuchung in der Arbeitsgruppe diskutiert, so daß der internistische Kollege danach Gelegenheit hatte, über die gewonnenen neuen Beziehungsaspekte mit dem Patienten im Schlußgespräch zu sprechen und das erweiterte Verständnis zu verifizieren. Von den 50 Klinikärzten erschienen zu unserer Arbeitsgruppe, die in Abständen von 2 Wochen tagte, durchschnittlich 3–5 Kollegen. Schon bald stellten sich jedoch bei den 3 teilnehmenden Analytikern Probleme ein, die in ihnen auftauchenden Phantasien über die Beziehungskonflikte und -störungen zurückzuhalten und den Kollegen die Arbeit und das Vergnügen zu lassen, selbst die Beziehungsprobleme herauszufinden. Dies lag wohl zum einen daran, daß nicht alle Analytiker in der Leitung von Balint-Gruppen geschult und erfahren waren, zum anderen, daß zuviele Analytiker wenigen Internisten gegenübersaßen, die entweder den Analytikern sagen wollten, was diese „falsch" gemacht hatten oder praktische Ratschläge wollten. Um die Situation zu verbessern, wurde den Analytikern die Funktion eines Leiters und eines Koleiters zugeteilt. Der dritte im Bunde war schweigender teilnehmender Beobachter. Wir sind mit dem eingeschlagenen Weg noch nicht zufrieden und möchten die Beziehung zu unseren Kollegen verbessern. Ob uns dies gelingt, ist im Augenblick noch offen.

Interessant ist in diesem Zusammenhang die Beobachtung, daß in unserer Klinik 2 Fachärzte arbeiten, die aus einer großen modernen Universitätsklinik kommen, in der der integrativ-psychosomatische Ansatz eingeführt wurde. Beide Kollegen haben viel Verständnis für psychosomatische Zusammenhänge, sind aber fast ausschließlich somatisch tätig. Ebenso interessant ist eine Erfahrungsstatistik der Frankfurter Arbeitsgruppe für die Weiterbildung zum Erwerb des Zusatztitels „Psychotherapie". Die Weiterbildung hatte zum Ziel, den psychosomatischen Ansatz und Zugang *intra*personal zu integrieren unter dem Schutz der Erhaltung der Identität des Allgemeinmediziners, Internisten, Gynäkologen oder Psychiaters. Zu unserer Überraschung mußten wir jedoch nach 3jähriger Weiterbildung feststellen, daß über 70% dieser Kollegen nach dem Erwerb des Zusatztitels „Psychotherapie" eine rein psychotherapeutische Tätigkeit ausüben und den somatischen Umgang mit dem Kranken aufgegeben haben.

Diese Beobachtungen und Erfahrungen zeigen, daß die *intra*personale Integration des psychosomatischen Ansatzes doch offensichtlich Schwierigkeiten macht. Offenbar verursacht die Integration des Beziehungsaspektes, des eigenen Fühlens und Erlebens, doch immer noch erhebliche – bewußte oder unbewußte – Ängste, Ängste vor emotionalen Behinderungen ärztlichen Handelns, schädlichen Auswirkungen auf den Patienten, Angst vor hilflosem Ausgeliefertsein und Schwäche, Angst vor Kränkungen unseres Selbstwertgefühls, wenn wir zwischen den beiden Stühlen unserer somatischen und psychosozialen Identität sitzen und die Scham unserer mangelnden Kompetenz neben Schuldgefühlen drückt. Es ist verständlich, daß viele Kollegen sich in den Schutz unbewußter Abwehrmechanismen begeben und sich für eine alte oder neue Teilidentität entscheiden, um sich nicht dem Risiko einer Kränkung oder eines Scheiterns durch Inkompetenz auszusetzen. Dies gilt jedoch nicht nur für die „somatischen" Kollegen, sondern genauso für die Psychoanalytiker: Als Psychoanalytiker und Internist habe ich – um ein Beispiel zu nennen – durch meine psychoanalytische Kompetenz nicht mehr am Körper des Patienten internistisch gearbeitet – von wenigen Ausnahmen abgesehen. Die Abspaltung des somatischen Ansatzes erlebe ich zunehmend mit Unbehagen als Artefakt, da sie meinem multikonditionalen Krankheitsbegriff nicht gerecht wird. Wie soll ein Psychoanalytiker in einer Arbeitsgruppe zur Vermittlung des integrativen psychosomatischen Ansatzes glaubwürdig sein, wenn er selbst den somatischen Aspekt abspaltet und seinen Kollegen die Gelegenheit geben will, den psychosozialen Aspekt in den somatischen Zugang zu integrieren? Wenn unsere „somatischen" Kollegen engagierten Psychoanalytikern Widerstand entgegensetzen, so ist dies teilweise verständlich, um so mehr, als in früheren Jahren profilierte Psychoanalytiker die Integration des psychosomatischen Ansatzes mit moralisierendem Anspruch forderten und Abwehr provozierten. Solange Psychoanalytiker den somatischen Ansatz in ihrem ärztlichen Tun nicht integrieren, aber von ihren somatischen Kollegen die Berücksichtigung von Beziehungsaspekten fordern, werden sie bewußt oder unbewußt abgelehnt werden.

Für Psychoanalytiker gibt es also viel Anlaß, den eigenen Standpunkt zu überdenken, wenn sie nicht nur Psychoanalytiker, sondern auch *Arzt* sein wollen. Ein möglicher Weg ist die konsequente Reintegration des somatischen Ansatzes in die psychoanalytisch-psychosomatische ärztliche Arbeit, wie dies nun bei uns versucht wird.

Die *inter*personale Integration des psychosomatischen Zugangs in der therapeutischen Zuammenarbeit hat gute Ansätze gezeigt: bei der Betreuung von Morbus-Crohn-Kranken, Tumorkranken, Interventionen bei narzißtischen Krisen, insbesondere im Klimakterium. Ebenso in der Forschung: die Darstellung der Beziehungspathologie bei noch wenig erforschten Krankheitsbildern wie Urtikaria, Juckreiz, Artefakte, Dermatosen, Blepharospasmus, Schwindel, „Weichteilrheumatismus", klimakterischen Störungen, Rhinopathia vasomotoria chronica, idiopathischem Ödem, vegetativer Hyperthermie, um nur einige Beispiele zu nennen. Auch bei Fortbildungstagungen findet der Beziehungsaspekt in angemessener Weise Berücksichtigung.

Die Entwicklung an der Deutschen Klinik für Diagnostik Wiesbaden geht von der *inter- zur intrapersonalen Integration* des psychosomatischen Ansatzes in der Medizin in kleinen Schritten über einen langen Zeitraum, der viel Geduld und Toleranz, Selbstkritik gegenüber unrealistischen Größenideen sowie Verständnis für Widerstände und Abwehrstrategien auf beiden Seiten fordert. Konfliktreiche Wege zwischen Versuch und Irrtum zur intrapersonalen Integration des psychosomatischen Ansatzes sind dabei Orientierung und positive Zukunftsperspektive für ein interdisziplinär arbeitendes Team, und sie entsprechen damit in ihrer Zielsetzung der mehrdimensionalen Bedingung der Krankheit des Menschen.

Diskussion

Müller-Christiansen: Herr Dr. Maass, Ihre Ausführungen machten doch die Schwierigkeiten der Integration des analytischen und des somatischen Aspektes bei der ärztlichen Arbeit deutlich. Welche Konsequenzen ziehen Sie daraus, und wie wird eine solche Integration überhaupt möglich sein? Glauben Sie, daß man à la longue beide Aspekte bei einem Großteil der niedergelassenen und der klinisch tätigen Ärzte zusammenbringen kann?

Maass: Beide Aspekte, den somatischen und den psychischen, zu integrieren, das ist natürlich für einen Kollegen, der in der Praxis tätig ist, als Internist, als Psychiater oder als allgemeinmedizinisch tätiger Kollege, ein Problem, das sehr schwierig ist. Die Erfahrung mit der Fortbildung zeigt, daß sich die Kollegen – ich will es mal sehr vereinfacht sagen – entscheiden für einen abgespaltenen Teil, entweder für den Körper oder für die Seele, und dann fast ausschließlich auf diesem einen Teilgebiet tätig bleiben. Ob man das in der Praxis so aushalten kann? Ich weiß es nicht. Es sind eigentlich nur wenige, ich hätte beinahe gesagt „Genies", die diese ungeheuere Leistung vollbringen, auf diesen beiden Ebenen wahrzunehmen und zu handeln und die das in einer Person im täglichen „Arzten" aushalten können.

Wesiack: Ich glaube, daß wir diese Thematik, die ungeheuer wichtig ist, und die Erfahrungen, die andere diesbezüglich gesammelt haben, auch noch im Anschluß an das Referat von Frau Klingenburg weiter diskutieren sollten. Hier wollte ich nur eine Anregung machen in bezug auf die Frage der Zusammenarbeit mit nicht psychotherapeutisch tätigen Kollegen: Man bekommt einen um so größeren Zuspruch oder Zulauf oder wie Sie es auch immer nennen wollen, je besser es uns gelingt, die *Bedürfnisse der Kollegen* wirklich zu erkennen. Wenn wir in der Lage sind, in unseren Seminaren solche Probleme einer Lösung näherzubringen, die diesen Kollegen auf den Nägeln brennen. Das würde etwa heißen, bei Ihnen in der DKD dem Kardiologen oder dem Nephrologen für seine Alltagsarbeit in seinem Spezialgebiet Hilfen zu geben, etwa hinsichtlich diagnostischer Perspektiven, wie er vielleicht aus den ersten Worten des Patienten schon entnehmen kann, was wichtig ist für seine weiteren differentialdiagnostischen Überlegungen. Das wird die Kollegen anregen, zu Ihnen zu kommen. Und alles, was wir an analytischem Wissen haben, das wird sie abstoßen, weil sie damit nur verwirrt, verunsichert werden und eigentlich hic et nunc nichts damit anfangen können.

Halhuber: Auf beiden Ebenen, der internistischen und der psychotherapeutischen, zu arbeiten, empfinde ich ebenfalls als ein ungelöstes Problem, z. B. auch in der kardiologischen Rehabilitation: Man kann nicht auf zwei Hochzeiten tanzen. Je mehr ich mich mit der psychosomatischen Seite beschäftige, desto mehr wächst bei mir das Unbehagen: Weiß ich noch genug von der normalen Kardiologie? Ich komme da dauernd in einen Konflikt, entweder nach der einen oder nach der anderen Seite: „Da bin ich nicht mehr so daheim, wie ich es möchte." Ich halte das nicht für lösbar, außer daß wir in jedem Fall zu dem Ziel kommen, soviel von dem anderen wissen zu wollen, daß wir Verständnis auch für seine Arbeit finden.

Lamprecht: Ich glaube, wir sollten in dem Zusammenhang auch bedenken, daß sich die Situation von Herrn Maass und die von Allgemeinpraktikern nicht unbedingt vergleichen läßt. Ich glaube einfach, daß die Spezialisten, und ein solcher ist Herr Maass, und insbesondere die Psychoanalytiker, sich wesentlich mehr von der Somatik entfernt haben als die Praktiker von der Psyche. Und deswegen ist dort, bei den Praktikern, das Spannungsfeld oft weniger groß als bei uns.

Welche Arbeitsbedingungen benötigt der Klinikarzt für einen intensiveren Umgang mit dem Patienten? Erfahrungen mit dem Versuch der Integration eines psychosomatischen Ansatzes in die innere Medizin

M. Klingenburg

Da Herr Prof. Köhle kurzfristig erkrankt ist, bat er mich, den ihm zugedachten Vortrag über das Thema: „Welche Arbeitsbedingungen benötigt der Klinikarzt für einen intensiveren Umgang mit dem Patienten?" zu übernehmen. Ich hoffe, auf diese Frage aus meinen Erfahrungen mit einem integrierten, internistisch-psychosomatischen Ansatz antworten zu können. Insbesondere möchte ich über das Problem der Identität berichten, wie ich es im Rahmen meiner Tätigkeit als internistisch-psychosomatische Stationsärztin auf einer 15-Betten-Station der Abteilung Psychosomatik innerhalb der Universitätsklinik Ulm erlebte.
Durch die Entwicklung des Krankenhauses zu einem immer perfekter organisierten Diagnose- und Therapiebetrieb werden zwar immer selbstverständlicher immer invasivere Eingriffe in den Patienten zur ärztlichen Routine. Ein intensiverer menschlicher Kontakt wird durch die zunehmende Spezialisierung und Funktionsteilung jedoch eher verhindert. Da der Umgang mit einem kranken Patienten im Arzt häufig eigene Ängste und Konflikte anrührt, kommt eine vorwiegend technische Verfahrensweise an einen zum Objekt reduzierten Patienten unbewußt eigenen Distanzierungs- und Abwehrversuchen zu Hilfe. Wie entlastend ist es manchmal, wenn man in einer emotional belastenden Situation zuerst einmal den Blutdruck messen oder bedeutungsvoll zuversichtlich eine Spritze aufziehen kann. Aus meinem Studium erinnere ich mich an den Rat eines Professors: „Wenn Ihnen der Patient zu viel redet, dann fordern Sie ihn einfach auf, die Zunge zu zeigen – und er ist still!"
Solange man noch als Arzt etwas tun kann, muß man sich nicht selbst ohnmächtig und hilflos fühlen. Unheilbar Kranke, bei denen man „nichts mehr machen kann", bringen deshalb Ärzte häufig dazu, der Konfrontation mit ihrer eigenen Angst und Hilflosigkeit auszuweichen und den Kontakt zu vermeiden. Andererseits ist es vielleicht kein Zufall, daß die Motivation zum „menschlicheren" Umgang, das Interesse für die Integration des psychosomatischen Ansatzes, d. h. der Wunsch, den Patienten als ganzen zu verstehen, bei Medizinstudenten und Krankenschwestern häufig durch Erfahrungen mit unheilbar Kranken geweckt wird.
Das Vortragsthema fragt danach, welche Arbeitsbedingungen notwendig sind, damit dem Arzt ein intensiverer Umgang mit dem Patienten ermöglicht wird. Die Antwort lautet: Günstige Bedingungen sind notwendig! Meiner Meinung nach umfassen diese günstigen Bedingungen 4 Bereiche:

1. den institutionellen Bereich – das Eingebundensein in die Klinik,
2. den strukturellen Bereich auf der Station,
3. den objektiven Bereich – Ausbildung und Supervision,

4. den subjektiven Bereich – Persönlichkeit des Arztes und Fähigkeit zur Integration naturwissenschaftlichen Denkens mit einer assoziativen, intuitiven Verfahrensweise sowie die Fähigkeit zur Integration beider Weiterbildungsgänge.

Schwierigkeiten in einem dieser Bereiche gefährden die Arbeit innerhalb des Settings. Sie verzehren viel Kraft und können dazu verleiten, Konflikte in der Interaktion zwischen Arzt und Patienten nach außen zu projizieren und sie zu agieren.

Ad 1: Günstige institutionelle Bedingungen bedeuten die Bereitschaft der Klinikleitung und der Mitarbeiter der anderen Abteilungen zur Kooperation und konstruktiven Auseinandersetzung. Vor allem wird von den Kollegen Verständnis erfordert für die etwas veränderten Bedingungen eines psychosomatischen Ansatzes, besonders in Bereichen, wo der Klinikbetrieb ein glattes Funktionieren des Patienten erwartet, wie z. B. schnelle Verfügbarkeit für Untersuchungen und überraschende Entlassungen.

Ad 2: Strukturelle Veränderungen auf der Station: Ein psychosomatischer Ansatz stellt die Reflexion der Arzt-Patient- bzw. Schwester-Patient-Beziehung in den Mittelpunkt. Deshalb ist eine Veränderung der Hierarchie und des Rollenverhaltens notwendig. Für die Schwestern bedeutet dies den Ersatz der Funktionspflege durch Zimmerpflege, die Einführung des Bezugsschwesternsystems und eine selbstbewußtere Vertretung ihrer Beobachtungen und Meinungen. Für die Ärzte bedeutet das „Bezugsarztsystem", daß – weitgehend unabhängig vom Dienstalter – sowohl Erst- als auch Zweitarzt jeweils die Patienten betreuen, die sie aufgenommen haben, und bei diesen dann „die Visite führen", d.h. Gesprächspartner des Patienten sind, während der Erfahrenere im Hintergrund die Arbeit des Jüngeren supervisioniert.

In Teambesprechungen und in Besprechungen bei der Visite wurde weitgehend versucht, durch Diskussion einen Konsens herzustellen. Insgesamt war die Haltung der Schwestern und ihr Verhalten den Ärzten gegenüber verändert. Die Schwestern haben mit mehr Selbstvertrauen ihre Beobachtungen eingebracht. Sie nahmen aktiv an den Diskussionen teil. Ihre Wahrnehmungen der Patienten waren aufgrund ihrer „Patientennähe" oft von großer Wichtigkeit und zeigten Aspekte des Patienten, die dem Arzt eher entgingen, Aspekte, die häufig die Möglichkeiten des Patienten, sich im realen Leben zurechtzufinden, betrafen, tendenziell vielleicht seine gesünderen Anteile.

Für diese strukturellen Veränderungen spielt der Stellenplan eine wichtige Rolle, jedoch fällt er nicht völlig aus dem Rahmen der üblichen Stellenbemessungen. Die Ulmer 15-Betten-Station, über die ich berichte, hatte 5 Vollschwestern im Tagdienst und – über die klinikübliche Besetzung hinaus – 1 speziell ausgebildete psychosomatische Krankenschwester, die Supervisionsaufgaben und evtl. Einzelbetreuungen übernahm. Die Nachtwache war durch Dauernachtwachen gewährleistet. Bei den Ärzten war mit 2 Ärzten für 15 Patienten ebenfalls im Vergleich zur übrigen Klinik, wo sonst für 17–25 Patienten 2 Ärzte zuständig waren, ein etwas günstigeres Arzt-Patienten-Verhältnis vorhanden. Die Zusammensetzung der Patienten und die durchschnittliche Liegedauer war vergleichbar mit anderen internistischen Stationen.

Die *Einteilung der Zeit* auf der Station und ein Raum für besondere Veranstaltungen sind für einen derartigen Ansatz in einem „normalen" Klinikbetrieb schwer zu erkämpfende, aber sehr wichtige Faktoren.

Die *Frühbesprechung* von anfangs ½, später 1 h Dauer hatte die Funktion, daß neue Patienten vorgestellt und Problempatienten diskutiert wurden. In dieser Frühbesprechung machten wir es uns zum Stil, zunächst die Schwestern berichten zu lassen, da sonst immer die Gefahr einer akademischen Fachsimpelei drohte und die Schwestern nicht mehr zu Wort kamen. Abschließend wurde über jeden neuen Patienten eine *Problemliste* erstellt. Diese Problemliste umfaßte sowohl medizinische Diagnosen und Fragestellungen, in der Anamnese wichtige Problempunkte, als auch wichtige psychosoziale und biographische Konstellationen, Persönlichkeitsdaten, Auffälligkeiten im Arzt-Patienten-Verhalten oder Schwierigkeiten im Krankheitsverhalten.

Die *Visite* dauerte insgesamt länger, meistens 2, oft 3 h für 15 Patienten.

Eine etwas veränderte Schichteinteilung der Schwestern ermöglichte eine längere Übergabezeit von 1 h.

1–2 wöchentliche problem- und patientenorientierte Fallbesprechungen, ungefähr in der Art von Balint-Gruppen, hatten eine wichtige emotionale Entlastungsfunktion. Vom Team erarbeitete diagnostische und therapeutische Richtlinien halfen oft, subjektive Schwierigkeiten einem Patienten gegenüber zu erkennen und gaben Rückhalt für schwierige Entscheidungen. Diese Diskussionen spielten eine große Rolle für den „Stil", der auch die Haltung den Patienten gegenüber auf dieser Station kennzeichnete. Bei den gelegentlich sehr erregten Diskussionen, in denen „rollentypisches ärztliches Verhalten" kritisiert wurde, konnten die von verschiedenen Teammitgliedern vertretenen Haltungen oft als Aspekte des Patienten verstanden werden, die vom Team agiert wurden – z.B. der Aspekt des Patienten, der noch hoffte, gegenüber dem Anteil, der seine Ruhe haben wollte, oder der Aufklärung wollende gegenüber dem verleugnenden Aspekt –, und so konstruktiv kritisch genutzt werden. Durch die Veränderung der sonst üblichen Hierarchie infolge der Zunahme an Kompetenz der Schwestern, sowie dem Ideal der vom Team erarbeiteten und getragenen Entschlüsse, kam es gelegentlich zu einer Art Rollendiffusion. So hatte ich, besonders am Anfang meiner Ausbildung, auch Schwierigkeiten, „autoritär" eine Entscheidung durchzusetzen, wenn ich sie aus medizinischen Gründen für notwendig hielt. Insgesamt war es aber eher eine Chance, Entscheidungen so triftig begründen zu müssen, und nicht einfach mehr über Patienten und Schwestern anordnend verfügen zu können.

Außerdem fand einmal wöchentlich eine *Organisationsbesprechung* sowie eine *Besprechung der entlassenen* Patienten mit einer Art Bilanz ihres Aufenthaltes statt.

Wie bereits oben angedeutet, nahm die *Visite* eine zentrale Stellung ein. Die Visite war dahingehend verändert, daß vor der Zimmertür – es waren nur Zweibettzimmer – eine Vorbesprechung mit Durchsicht der medizinischen Daten und Überlegungen zum augenblicklichen Stand von Diagnose und Therapie stattfand. In diese Vorbesprechung brachten die Schwestern ihre Beobachtung über das Verhalten des Patienten und seiner Angehörigen ein. Im Zimmer sprach dann fast nur der betreuende Arzt mit dem Patienten, die übrigen Visiteteilnehmer blieben als „teilnehmende Beobachter“ im Hintergrund. Nach der Visite wurde dann vor dem Zimmer die Interaktion und die Problematik des Patienten erneut diskutiert. Diese Diskussion, teilweise ergänzt durch Tonband- und Videoaufnahmen, hat wesentlich dazu beigetragen, den Gesprächsstil in der Visite zu einem offenen Dialog werden zu lassen. Wie im Interview versuchten wir es dem Patienten zu ermöglichen, seine Situation möglichst frei darzustellen, zu fragen, Gefühle zu äußern und gemeinsam mögliche Problemzusammenhänge zu reflektieren. Nach einem Film über die Station sorgte ein heilsamer Schock, ausgelöst dadurch, daß wir sehen mußten, wie wir, die wir uns als „partnerschaftlich“ dem Patienten gegenüber erlebten, wie eine weiße Wand an den Betten standen, dafür, daß wir uns danach ständig an das oder auf das Bett setzten.

Die genaue Information des Patienten und seine möglichst weitgehende Einbeziehung in die anstehenden Entscheidungen war uns sehr wichtig. Eine Zusammenarbeit mit einem mündigen, eigenverantwortlichen Partner im Sinne des „informed consens“ war besonders wichtig bei den zahlreichen Patienten, die wegen maligner Organ- und Bluterkrankungen sich langwierigen Chemotherapien unterziehen mußten.

Für mein Empfinden war die ständige Diskussion in der Gruppe, die eine kritische Reflexion des eigenen Verhaltens ermöglichte, das genaue Hinhören und Hinschauen – besonders durch die Tonband- und Videoaufnahmen gefördert – sowie eine Auseinandersetzung mit Mitarbeitern verschiedener Berufsgruppen und unterschiedlicher Orientierung wesentlich für das Erlernen dieser integrierten Verfahrensweise.

Abends führten die Schwestern täglich eine *Pflegevisite* durch, in der noch anstehende Probleme sowie evtl. Nachtmedikationen mit dem Patienten besprochen wurden. Hierbei wurde die Erfahrung gemacht, daß dies für viele Patienten sehr entlastend war, was sich in weniger häufigem nächtlichen Klingeln äußerte.

An *Einzelgesprächen* fand zunächst ein *Erstgespräch der Bezugsschwester* statt, wenn der Patient neu auf die Station kam. Dieses Erstgespräch fiel den Schwestern zunächst schwer, es bedeutete eine Änderung ihrer Rolle als pflegende und „zureichende“ Kraft in eine als „halbtherapeutisch“ befürchtete Richtung. Es hat sich dann aber als außerordentlich fruchtbar erwiesen, zum einen, weil der Patient sich doch ganz anders aufgenommen fühlte, wenn vor dem ersten, häufig ja sehr nahen pflegerischen Kontakt, ein menschliches Kennenlernen möglich war, und weil angstmachendes Fremdes in der neuen Situation ihm von der Schwester vorher erklärt worden war. Außerdem kamen in diesen Erstgesprächen der Schwestern, häufig ganz anders als im ärztlichen Gespräch, Vorstellungen der Patienten über ihre Krankheit und über deren Ursache heraus. Besonders hilfreich war dieses Erstgespräch auch bei chronisch kranken Patienten, z. B. Dialysepatienten oder Diabetikern, um zu erfahren, wie sie mit ihrer Krankheit umgehen konnten und wo ihre Fähigkeiten oder ihre Schwierigkeiten lagen. Die Schwestern stellten nach ihrem Erstgespräch eine sog. „Pflegediagnose“, in der oft sehr konkret und pragmatisch die Schwierigkeiten des Patienten beschrieben wurden.

Nach dem Erstgespräch der Schwester wurden vom zukünftig betreuenden Arzt eine ausgiebige medizinisch-psychosomatische Anamnese erhoben und die körperliche Untersuchung durchgeführt. In dieser Anamnese wurde neben dem diagnostischen Aspekt gleichzeitig von uns versucht, den Patienten zu stützen und zu entlasten, aber ihn auch mit einer psychosomatischen Denkweise vertraut zu machen und ihn so zu befähigen, selbst mögliche Zusammenhänge zwischen lebensgeschichtlichen Ereignissen und seiner Krankheit zu entdecken, deren gefühlsmäßige Bedeutung zu erspüren und so seine Introspektionsfähigkeit zu unterstützen. Im Laufe des stationären Aufenthaltes fanden dann evtl. weitere Einzel- oder Familiengespräche statt.

Ad 3: Dieser für mein Empfinden sehr wichtige Bereich ist der *objektive Bereich der Supervision.* Mir scheint es bei einer derart integrierten Arbeit ganz wesentlich, daß ein diesem Denken zwar aufgeschlossener, aber doch sozusagen „klarer Internist" im Hintergrund war, ebenso wie ein vom organmedizinischen Alltag in einer Universitätsklinik eher unabhängiger Psychosomatiker. Dies bedeutet, daß vom Stationsarzt, der direkter Partner des Patienten ist, die Integration geleistet wird, daß sich der Stationsarzt aber sicher fühlen kann, daß beide Bereiche für sich streng überwacht werden, so daß, sollte er den einen Bereich aus dem Auge verlieren, dieser durch den jeweiligen Oberarzt sozusagen abgesichert ist. Besonders zu Beginn der Ausbildung fiel es oft schwer, beim Patienten beide Aspekte gleichermaßen zu berücksichtigen. So merkte ich häufiger, wie ich mich bei der Visite vom Gespräch fesseln ließ und beispielsweise vergaß, einen Herzinfarktpatienten abzuhören. Außer der Begeisterung für die psychosomatischen Komponenten könnte das Vergessen des organischen Aspekts beim Herzinfarktpatienten auch Ausdruck einer gemeinsamen Verleugnung der ernsten körperlichen Bedrohung sein. Um diesem Zukurzkommen des internistischen Aspekts möglichst vorzubeugen, führten wir zusätzlich eine sehr gründliche wöchentliche Kurvenvisite ein, sahen abends die Befunde genau durch und untersuchten evtl. Patienten nach.
Später, als ich eine Zeitlang auf der Intensivstation arbeitete, erlebte ich es vorübergehend auch als sehr erleichternd, einmal „nur ganz harte, klare Medizin" machen zu müssen. Andererseits bemerke ich, jetzt, wo ich in einer psychiatrischen Abteilung arbeite, wie wichtig das Aufgehobensein in einer kompetenten organmedizinische Klinik war, um die Freiheit für psychosomatisches Denken zu bekommen.

Ad 4: Ein weiterer Bereich den ich für sehr wichtig halte, damit ein Arzt diese Arbeit leisten kann, ist der *subjektive Bereich,* die Motivation zu dieser Arbeit und die Fähigkeit zur Integration beider Bereiche: auf der einen Seite streng diszipliniertes, organisches-naturwissenschaftliches Denken, auf der anderen die eher assoziativ-intuitive Verfahrensweise. Dazu gehört auch die Motivation, beide Weiterbildungsgänge auf sich zu nehmen und in sich zu integrieren. Letzteres war für mein Empfinden mit zunehmender Kompetenzerringung in beiden Bereichen zunehmend schwieriger. Einige an der Abteilung Psychosomatik tätige Ärzte, darunter auch ich selbst, begannen praktisch gleichzeitig die internistische Ausbildung und die psychoanalytische Weiterbildung. Das hat häufig dazu geführt, daß man sich oft in keinem Lager mehr heimisch fühlte. Auf der einen Seite fühlte man sich in der analytischen Weiterbildung als eine Art „Barfußarzt" abgetan, als Frevler, der Patienten körperlich untersucht, auf der anderen Seite von den Internisten als „diffusen Schwafler", der keine vernünftige Organmedizin kann, lächerlich gemacht. Dies hat immer wieder zu Problemen des eigenen Selbstverständnisses geführt.

Die Angst, internistisch etwas zu übersehen, gehört wohl zum Alltag eines jeden Psychosomatikers. Sie ist naturgemäß größer, wenn die Verantwortung für beide Aspekte in einer Hand liegt. Diese Angst wurde auf der Station teilweise als Mißtrauen der übrigen Klinik in die eigene Arbeit projiziert. Teilweise war die Station real immer wieder Diskriminierungen und kränkenden, abwertenden Unterstellungen ausgesetzt. Dies lastete als großer Druck, als Anspruch, eigentlich bessere Arbeit als die anderen leisten zu müssen, auf den dort arbeitenden Ärzten. Es führte leicht aber auch zu einem fast missionarischen Eifer, insgesamt die „bessere, menschlichere Medizin" zu vertreten, und brachte zwangsläufig Konflikte mit den anderen, „nur" internistisch arbeitenden Kollegen mit sich. Dieser Eifer führte aber auch zur eigenen Überforderung und der Schwierigkeit, die Arbeit auf der Station in vernünftigen Grenzen zu halten.

Die Spaltung in bedrohliche Medizin draußen in der übrigen Klinik und menschliche Medizin auf der Station wurde v. a. in der morgendlichen Klinikbesprechung zum Problem, wo wegen ständigem Bettenmangel immer wieder Notentlassungen von den Stationsärzten gefordert wurden, was bei einer psychosomatischen Verfahrensweise mit einer therapeutischen Beziehung zum Patienten fast unmöglich war. Auf der Station, im eigenen Team, änderte sich die Lage des Arztes dahingehend, daß man jetzt die Interessen der Klinik, der Medizin vertreten mußte, während nunmehr die Schwestern sich schützend vor ihre Patienten stellten, um sie vor dem allzu gewaltigen Zugriff der durch die Ärzte vertretenen Medizin zu bewahren.

Nachdem ich nicht mehr im Team auf der Station integriert, sondern allein in der Ambulanz arbeitete, fiel es mir schwerer, eine völlig integrierte Identität als internistische Psychosomatikerin aufrecht zu erhalten. d.h. in gleicher Weise mich für die körperlichen wie auch die seelischen Belange verantwortlich fühlen zu wollen, dies, obwohl oder vielleicht gerade weil ich mich sowohl auf internistischem als auch auf psychoanalytisch-psychotherapeutischem Gebiet sicherer fühle.

Ich möchte dies abschließend an 2 Beispielen illustrieren: Bezeichnenderweise sind es 2 Patientinnen, die ich vor einigen Jahren auf der Station ursprünglich ganzheitlich betreute und seitdem über einen Zeitraum von 2–3 Jahren psychotherapeutisch nachbetreut habe.

Im 1. Fall handelt es sich um eine Patientin, Mitte 50, die mit einer Kreszendoangina bei Zustand nach 2-Gefäß-Operation zur stationären Aufnahme kam. Damals hatte die psychisch sehr auffällige Patientin mit vorwurfsvoller Wut berichtet, daß sie jahrelang unter der Diagnose „funktionelle Herzbeschwerden" abgetan worden sei, bis es zu einer Koronarangiographie und nachfolgenden Operation kam. Bei der psychosomatischen Anamnese und nachfolgenden Gesprächen konnte erarbeitet werden, daß die Beschwerden nach der Operation wieder auftraten, als die Patientin eine konflikthaft erlebte außereheliche Beziehung einging. Der Ehemann war an einer schweren Krankheit kurz darauf verstorben. Nun kam es am Todestag des Ehemannes zu einer deutlichen Verschlimmerung. Es konnte erarbeitet werden, daß es sich um eine schuldhaft erlebte Beziehungsproblematik auf dem Boden einer hysterisch-depressiven Persönlichkeitsstruktur handelte, mit einer schweren Aggressionsproblematik und der Tendenz zur Wendung gegen die eigene Person, mit immer wiederkehrender Somatisierung und Todesangst.

So veranlaßte die Patientin während der Therapie immer wieder andere Ärzte zu eingreifenden Untersuchungen (Koronarangiographie, Rekto- und Koloskopie, Knochenmarkpunktion). Es zeigte sich, daß sie dies tun muß, um ihre Angst vor ihrer eigenen Aggression, die sich in der Angst, sterben zu müssen, äußerte, kontrollieren zu können. Während der Therapie ging sie immer wieder eigenmächtig in die Kardiologie und ließ ein EKG anfertigen, das sie zum Gespräch mitbrachte. Meine Schwierigkeit dabei war dann v. a., daß ich mich als Internistin angesprochen fühlte, das EKG nach der Therapiestunde zu beurteilen, und ich mir dann oft unsicher war, ob die Erregungsrückbildungsstörungen tatsächlich seit der Operation unverändert waren oder ob ich selbst auch wieder internistisch aktiv werden sollte, um die noch immer bestehenden Therapierefraktären, retrosternalen Schmerzen abzuklären oder ob ich auf das Verhalten der Patientin im psychotherapeutischen Kontext nur deutend reagieren sollte. Das heißt, auch ich war mir der Gefahr einer tatsächlich möglichen lebensbedrohenden Herzkranzgefäßerkrankung bewußt, hatte aber das Gefühl, daß ich die organische Seite an jemand anderen abtreten wollte, um nicht immer wieder von der Patientin dadurch vom eigentlichen Konflikt abgelenkt zu werden. Meiner Einschätzung nach hatten die Symptome der Patientin Widerstandscharakter, ich fühlte mich aber als Internistin behindert, über den organischen Aspekt hinwegzugehen.

Das andere Beispiel handelt von einer juvenilen Diabetikerin, Mitte 20, mit schweren diabetischen Sekundärkomplikationen. Sie war vor 3 Jahren zur stationären Aufnahme gekommen, nachdem sie 2 Jahre lang von Klinik zu Klinik, zuletzt von einer psychosomatischen Klinik überwiesen worden war, in der sie immer wieder wegen lebensbedrohlicher Stoffwechselkomplikationen notfallmäßig auf die innere Intensivstation hatte verlegt werden müssen. Auch diese Patientin hatte ich bei ihren anfänglichen stationären Aufenthalten zunächst „ganzheitlich" betreut, d. h. sowohl die organische Seite als auch die von Anfang an stattfindenden psychotherapeutischen Gespräche übernommen. Nun konnte die Patientin seit 2 Jahren ohne Klinikaufenthalt auskommen; ich war erleichtert, die organische Kontrolle dem Hausarzt überlassen zu können und hatte das Gefühl, in der Psychotherapie mit der Patientin einiges erarbeiten zu können. Durch eine zunehmende Niereninsuffizienz mit immer wieder pathologisch hohen Kaliumwerten hatte sich das körperliche Befinden der Patientin dann bedrohlich verändert, außerdem war ich durch wieder deutlichere, gefährliche Blutzuckerschwankungen beunruhigt. Nachdem ich mich eine Zeitlang in der psychotherapeutischen Behandlung frei davon gefühlt hatte, die Verantwortung für die organische Seite tragen zu müssen, und derartige Stoffwechselentgleisungen sowie Episoden mit psychogenem Erbrechen und Durchfällen rein auf dem Hintergrund des in der Psychotherapie stattfindenden Geschehens verstehen konnte, hatte ich dann, auch angesichts einer bevorstehenden längeren Trennung, Schuldgefühle gegenüber der Patientin und merkte, wie ich internistisch wieder aktiv wurde, Untersuchungen veranlaßte und der Patientin bei ihren wöchentlichen Besuchen Albumininfusionen gab. Ich hatte das Gefühl, daß ich

mich in die Rolle einer mich als gut zu beweisenden Mutter drängen ließ und konnte das vorwurfsvolle Verhalten der Patientin, das sie in ihrem Kranksein äußerte und hinter dem eine massive hilflose Wut stand, nur ungenügend deuten. Ich hätte es erleichternd erlebt, die internistische Verantwortung wieder an jemanden abgeben zu können, gleichzeitig merkte ich aber auch, daß ich dem sicher sehr erfahrenen, die Patientin seit langem gut betreuenden Hausarzt trotzdem nicht die volle Kompetenz zubilligte. Dies könnte ein Ausdruck der Omnipotenzphantasie einer internistisch und psychosomatisch, „ganzheitlich" arbeitenden Ärztin gewesen sein oder vielleicht einfach die Schwierigkeit, die Patientin an jemand anderen abzugeben.
Bei derartigen Schwierigkeiten hatte auf der Station das Eingebundensein in das Team sowie die Supervision im Hintergrund geholfen, den organischen und psychodynamischen Aspekt in seiner jeweiligen Bedeutung zu erkennen und damit umgehen zu können.

Diskussion

v. Troschke: Ich habe eine Frage, die aufgreift, worüber auch Herr Maass schon berichtet hat, und zwar in bezug auf die Ausstrahlung einer solchen psychosomatisch-psychoanalytischen Arbeit und auf die Möglichkeit solcher Fortbildungsangebote. Was können Sie da aus der Ulmer Klinik berichten? Wieweit hat Ihr Ansatz, eine andere Form von Medizin zu betreiben, das Verhalten der Kollegen verändert, und welche Angebote haben Sie gemacht, den Kollegen Ihre psychosomatischen Kompetenzen weiterzuvermitteln, und wie wurden diese von den Kollegen aufgenommen?

Klingenburg: Zunächst war die Ausstrahlung auf die Kollegen der anderen Stationen eher ein Kampf um „Anerkanntwerden", „wer ist der Bessere?". Als Prof. v. Uexküll Chefarzt war, ein sehr guter Internist, der auch diesen psychotherapeutisch-analytischen Ansatz hatte, da war es für die Internisten schwieriger zusammenzuarbeiten, wenn sie sich nicht mit diesem Ansatz identifizieren konnten. Jetzt, wo der Chefarzt Psychoanalytiker und Psychiater ist und kein Internist, können sie das besser akzeptieren. Da ist die Kompetenzfrage und die Gefahr der Kompetenzüberschreitungen nicht so groß.

Müller-Christiansen: Welche Veränderungen hat es im Laufe der Zeit am Ulmer Modell der psychosomatischen Medizin gegeben?

Klingenburg: Das war eigentlich eine fortlaufende Weiterentwicklung, auf der Station, durch die ständige Rückkopplung im Team und durch die ständige Eigen- und Gruppensupervision.

Maass: Ich bin neugierig, Frau Klingenburg, und will noch mal nachfragen: Sie haben gesagt, daß die Patienten unausgewählt zu Ihnen kommen. Wie war das mit den ärztlichen und nichtärztlichen Mitarbeitern, also auch den Schwestern? Kamen die auch unausgewählt auf die Station, nach dem Rotatingprinzip, oder kamen immer nur die auf Ihre Station, die motiviert waren und die wollten? Ich könnte mir vorstellen, daß es ein himmelweiter Unterschied ist, ob jemand so quasi gegen seinen eigenen Willen weitergebildet wird oder fortgebildet wird, indem er einfach auf eine Station gezerrt wird, um in ein solches Modell integriert zu werden, oder ob das freiwillig geschieht. Das würde ich gerne wissen, denn im ersten Fall könnten sich Widerstände bilden, die die Fortbildung sehr behindern. In einem relativ homogenen, gemeinsam motivierten Gruppenprozeß auf der Station würden dagegen ja wohl ganz andere Fortbildungsmöglichkeiten bestehen.

Klingenburg: Es war kein allgemeines Rotationssystem angeboten. Die Ärzte kamen von sich aus, auf eigenen Wunsch, auf die Station. Ich bin auch extra wegen dieser Station nach Ulm gegangen. Es waren besondere Motivationen, dorthin zu gehen, auch bei den Ärzten, die aus anderen Klinikabteilungen zu uns kamen. Es gab auch einige Ärzte, die gesagt haben, sie würden gerne kommen, nur manche Chefs haben das dann nicht sehr gerne gesehen. Und die Schwestern: Dazu muß ich sagen, die waren ja schon auf der Station, als das Modell eingeführt wurde. Zunächst war es natürlich auch bei den Schwestern schwierig, erst mal die anfänglichen Widerstände abzubauen. Neuerungen werden ja oft so aufgefaßt: „Das, was wir vorher gemacht haben, war also nicht gut, und jetzt kommt das Bessere." Hier mußte viel Verständnisarbeit geleistet werden. Ich habe aber z. B. auch erlebt, wie ein Internist, der sich erst relativ ablehnend zeigte, dann doch sehr interessiert war, als er die internistische Oberarztfunktion übernommen hat.

Wesiack: Da sind jetzt sehr viele Fragen angesprochen worden. Ich möchte nur 2 Punkte aufgreifen: die Identitätsproblematik und die Rollendiffusion, denn das hat uns ja schon nach Ihrem Vortrag, Herr Maass, sehr beschäftigt. Ich möchte vorweg meine persönliche Erfahrung mitteilen, da ich mich mit diesen Problemen ja seit 30 Jahren, seit ich Arzt bin, herumschlage. Meine Entwicklung war: zunächst Internist, dann Oberarzt einer internistischen Klinik, parallel dazu psychoanalytische Ausbildung, also die übliche Rollendiffusion und die Schwierigkeit eines immer weiter Sich-Wegbewegens vom Körper zur Psyche hin, was immer man darunter verstehen mag. Aber zum Glück war ich nicht bei den 70%, die die Somatik ganz aufgegeben haben. Ich bin also die ganze Zeit über, sagen wir, ein „Kleinspurinternist" geblieben und bewege mich nun in den letzten Jahren wieder zunehmend auf den Körper zu, mit den aus der Psychoanalyse gewonnenen Kenntnissen und Erfahrungen. Das nur, aus der persönlichen Entwicklung angedeutet, wie schwer es ist, diese Rollendiffusion und die Identitätsproblematik auszuhalten. Die Schwierigkeit liegt v.a. darin, daß wir 2 sich eigentlich ausschließende Theoriensysteme haben. Wir haben ein hervorragendes naturwissenschaftlich objektivierendes Theoriensystem, wir haben ein sehr gutes psychoanalytisches Theoriensystem, nur passen die beiden nicht zusammen. Die Schwierigkeit, jedenfalls war es meine Schwierigkeit, war immer dieses Hin- und Herspringen von einem Bezugssystem in das andere. In keinem hat man sich wirklich wohl und daheim gefühlt, bis ich dann mit Herrn von Uexküll zusammengearbeitet habe und von ihm ein theoretisches Modell gelernt habe, nämlich das „Situationskreismodell", das es mir zumindest ermöglicht hat, diese beiden sich ausschließenden Theoriensysteme zu integrieren. Ich glaube, das ist eine ganz wichtige Aufgabe, diesen *theoretischen Dualismus* zu überwinden.

Mein zweiter großer Mentor war Balint, der mich gelehrt hat, am konkreten Patienten mit seinen konkreten Problemen zu bleiben und die Organpathologie, die Funktionspathologie und (!) die *Beziehungspathologie* gleichberechtigt zu sehen, ja sogar eigentlich die Reihenfolge umzudrehen, also die Beziehungspathologie in den Vordergrund zu stellen und von da ausgehend dann Funktions- und Organpathologie unter den Gesichtspunkten der Beziehungspathologie zu sehen.
Und noch ein letztes, das ja auch angeklungen ist: die Angst, die wir haben, beim Patienten etwas zu übersehen. Dazu möchte ich sagen: Wir können nicht alles wissen. Wir können uns eigentlich nur noch wohlfühlen in ganz bestimmten Arztrollen, wobei z. B. die Rolle des Allgemeinarztes meines Erachtens die wäre, eine genügende Kenntnis der Beziehungspathologie zu haben, und noch einigermaßen das Wissen über die allgemeinmedizinische Problematik, wobei er dann für bestimmte Aufgaben den Spezialisten hinzuzieht. In der Klinik ist das ja weitgehend gelöst: Sie haben einen internistischen Oberarzt, Sie haben einen psychoanalytischen Oberarzt oder Chef und haben die Beratungen, wie Sie am Krankenbett arbeiten. Der Arzt draußen, glaube ich, muß erst lernen, daß er als *persönlicher Arzt* des Patienten eigentlich das größte Gewicht hat. Er muß aber auch lernen, mit den anderen Spezialisten zu kooperieren. Und das ist bei uns in Deutschland noch sehr unterentwickelt. Da gibt es leider noch dieses Kompetenzgerangel, das Sie ja alle kennen.

Neun: Unser Anliegen ist es ja, hier zu überlegen, welche *Lernziele* wir für die Fortbildung der Ärzte anbieten können, was aber nicht unbedingt heißt, etwas weitervermitteln, was wir selber tun. Insofern haben mir die bisherigen Beiträge schon geholfen, in der Lernzieldefinition etwas klarer zu sehen: Wir können 1. ansetzen bei einem intraindividuellen und bei einem interpersonellen Aspekt, wenn wir Fortbildung betreiben wollen. Wir können 2. an der Einstellung, dem Verhalten und in bezug auf die Interaktion etwas zu ändern versuchen. Und 3. – so habe ich es nun verstanden – bietet gerade die Diskussion des Ulmer Modells an, uns auch über die Rollendefinition und über die Verflechtung von Rollen und Umweltbedingungen, speziell am Arbeitsplatz, Gedanken zu machen.
Die Frage an Sie, Frau Klingenburg, wäre, was könnten Sie für die ärztliche Fortbildung aus Ihrem Beitrag noch einmal näher erläutern? Habe ich richtig verstanden, daß es für die Veränderungen im Verhalten, für die Veränderung von Einstellungen, wichtig ist, auch nach dem Umfeld zu schauen und auch zu definieren, unter welchen konkreten Arbeitsbedingungen Verhaltens- und Einstellungsänderungen erst möglich werden? Welche Bedeutung würden Sie da z.B. der Zeitstrukturierung, der Erstellung von Problemlisten, der Rolle von Beziehungszuordnungen einräumen? Alles Dinge, die ja einer Stationsstruktur zuzuordnen sind. Wie hoch schätzen Sie den Wirkungsgrad solcher Maßnahmen, die Sie ja eingeführt haben, ein? Sind das Punkte, die Sie sich auch in die ärztliche Fortbildung hineinwünschen? z. B. als ganz praktische Information über institutionelle Vorbedingungen?

Klingenburg: Zunächst einmal ist es eine grundsätzliche Hilfe, den Tages- und Arbeitsablauf einer Station zu strukturieren. Das hilft, sich schon rein zeitlich nicht zu überfordern, wenn man beide Aspekte, den somatischen und den analytischen, bei der Arbeit berücksichtigen will. Dadurch wird aber auch erreicht, daß man den Teambesprechungen, wenn sie zeitlich geregelt und festgelegt sind, mehr Respekt zollt, besonders auch den Besprechungen mit den Schwestern, dem Pflegepersonal. Für mich war die Diskussion mit Schwestern, Sozialarbeiterinnen, mit Leuten, die den Patienten oft anders wahrnehmen, ein ganz wichtiger Teil für meine Ausbildung. Die zeitliche und organisatorische Einführung und Regelung solcher Teambesprechungen sehe ich also als einen ganz wichtigen Aspekt besonders einer klinikinternen, berufsübergreifenden Fort- und Weiterbildung.

Literatur

1. Köhle K (1979) Klinisch-psychosomatische Krankenstationen. In: Uexküll T v (Hrsg) Lehrbuch der Psychosomatischen Medizin. Urban & Schwarzenberg, München Wien New York, S 299–326
2. Köhle K, Joraschky P (1979) Die Institutionalisierung der Psychosomatischen Medizin im klinischen Bereich. Ziele, Voraussetzungen, Bedarf und Konzepte. In: Uexküll T v (Hrsg) Lehrbuch der Psychosomatischen Medizin. Urban & Schwarzenberg, München Wien New York, S 263–280
3. Uexküll T v (Hrsg) (1981) Integrierte Psychosomatische Medizin – Modelle in Praxis und Klinik. Schattauer, Stuttgart New York

Evaluation kommunikativer Fähigkeiten in der Ärztefortbildung

H. Renschler

Am Anfang meiner Beschäftigung mit der ärztlichen Gesprächsführung steht eine Reihe von Schockerlebnissen, über die in fast identischer Weise Fletcher aus London berichtet [5]. Wie alle älteren Ärzte war ich als Oberarzt stolz auf meine Fertigkeit im Umgang mit Patienten. Jeder, der in vorgesetzter Funktion tätig ist, hat erlebt, daß er bei der eigenen Befragung von Patienten, die von einem jüngeren Kollegen betreut werden, wichtige Angaben erhält, die bisher nicht bekannt waren. Wir führen diesen Erfolg gerne auf unsere bessere Methodik zurück, meist haben die Patienten aber nur auf unser höheres Alter reagiert.
Vor etwa 10 Jahren trat der Springer-Verlag an uns heran, das Buch des Ehepaares Froehlich und Bishop *„Medical Interviewing"* ins Deutsche zu übersetzen. Dabei merkte ich, wie wenig ich von der Gesprächsführung verstand. Dabei ist dies für uns Internisten fast der wichtigste Teil unserer Arbeit. Das war der erste Schock. Ein Vergleich mit der Wirtschaft zeigte, daß bei guten Firmen diejenigen, deren Arbeit aus Gesprächen besteht, in der Gesprächsführung geschult sind, sei es, daß sie ein Verkaufsgespräch erfolgreich führen müssen oder etwa eine Einstellungsqualifikation bei einem Bewerber feststellen müssen.
Ich habe mich daher bemüht, den Inhalt des Buches von Froehlich und Bishop in meine eigene Praxis umzusetzen. Nach einiger Zeit ging ich sogar einen Schritt weiter. Wenn ein Professor etwas besser lernen möchte, macht er eine Lehrveranstaltung darüber. Dies aber ging erst, als mir die Psychologen des Institutes dabei geholfen haben. Das war der nächste Schock. Der letzte kam, als ich feststellen mußte, daß ich meine eigene Gesprächstechnik über lange Zeit nicht ändern oder verbessern konnte. Erst nach langen, mühevollen Jahren erzählen mir jetzt die Patienten spontan das, was ich sie als nächstes fragen sollte. Eine Anamnese dauert bei mir allerdings eine halbe Stunde und ist somit nicht praxisgerecht.
Wenn ich, zur Evaluierung meiner eigenen Fortbildung sozusagen, nach dem Gespräch den Bonner Anamnesefragebogen ausfüllen lasse, werden in der Regel Angaben gemacht, die ich vorher nicht erfaßt hatte. Soweit meine eigenen Erfahrungen als Hintergrund für allgemeine Ausführungen.
Die Evaluation der Ausbildung umfaßt heute nicht nur deren Endprodukt, also die perfekte Gesprächsführung, sondern den Prozeß der Fortbildung selbst. Ich möchte Sie daher in meinem Beitrag zu Überlegungen anregen, ob eine Verbesserung der eigenen Gesprächsführung – oder die der Kollegen – erforderlich und möglich ist. Sie sollen die Einsicht gewinnen, in welche Richtung sich dazu die Fortbildungsaktivitäten jedes einzelnen Arztes – aber auch der Standesorganisationen – entwickeln sollen.
Sie sollen erkennen, daß langfristig die Einrichtung von Selbststudiengruppen mit Beratung und Unterstützung durch eine unabhängige Forschergruppe die

beste Lösung darstellt. Dazu gehört weiterhin die Bereitstellung von technischen Hilfsmitteln und von Lehrmitteln durch eine zentrale ärztliche Einrichtung, etwa durch die Akademie für ärztliche Fortbildung und Weiterbildung.
Wenn sich nachweisen läßt, daß eine Ausbildung in der ärztlichen Gesprächsführung erfolgreich sein kann, was den ersten Punkt meiner Ausführungen darstellen soll, wäre zu klären, wie ein erfolgreiches Fortbildungsprogramm aussehen soll. Wie sieht aber die Praxis der Gesprächsführung bei uns in Deutschland aus? Ich will dies anhand von Untersuchungsergebnissen aus der Literatur zur Diskussion stellen.
Wir müssen uns über die Ziele und Grundsätze der ärztlichen Fortbildung einigen und gemeinsam ein Modell zur Verbesserung der Gesprächsführung durch Fortbildung erarbeiten. Zum Schluß möchte ich demonstrieren, wie unter Berücksichtigung dieser Grundsätze die Fortbildung in unseren Nachbarländern aussieht.
Nun zur ersten Frage:
Kann eine Ausbildung in Gesprächsführung überhaupt erfolgreich sein? Zunächst wäre zu klären, woran sich der Erfolg erkennen läßt. Das wäre
1. der Informationsgewinn,
2. die Zufriedenheit der Patienten, die sich
3. in der Mitarbeit am Heilungsprozeß, an der „Compliance", äußert.
Hierzu zunächst das Ergebnis einer Umfrage unter den Absolventen zweier norwegischer Universitäten, das Seim kürzlich vorgetragen hat [11]. Es wurden die von 144 der 168 befragten „Interns" eingegangenen Antworten nach den beiden Fakultäten aufgeschlüsselt, an denen sie ausgebildet worden waren (Tabelle 1). Die Universität A hatte einen neuen, integrierten Lehrplan, die Universität B eine konventionelle Ausbildung. In bezug auf die Ausbildung in Gesprächsführung zeigten sich hochsignifikante Unterschiede in der Selbsteinschätzung.

Tabelle 1. Unterschiede des selbstgeschätzten Erfolges der Ausbildung in Gesprächsführung der Absolventen von 2 norwegischen Universitäten

Prozentuale Verteilung der Antworten von 144 der 168 befragten Interns. Universität A: Integrierter Lehrplan. Universität B: Traditionelle Ausbildung. – sehr gering, gering; ± mäßig, in gewissem Ausmaß; + groß, sehr groß. (Nach Seim u. Maeland [11]).

In welchem Maß hat Ihr Studium Sie nach Ihrer Ansicht zur Beherrschung der folgenden Aufgaben befähigt?

	Universität A			Universität B			p
	–	±	+	–	±	+	
1. Aus der Vorgeschichte, die Probleme des Patienten zu definieren	2	19	79	9	42	50	< 0,01
2. Die Bedürfnisse der Patienten zu befriedigen hinsichtlich der Vermittung von							
Information	7	37	56	37	54	9	< 0,001
Trost, Zusicherung, Ermunterung	9	40	51	59	36	5	< 0,001

Studenten der neuen Schule (Universität A) fühlen sich sehr viel sicherer in der Formulierung der Probleme nach der Erhebung der Anamnese, aber auch bei der psychologischen Betreuung der Patienten. Eine Definition, was ein „Problem" nach dem gegenwärtigen Verständnis des ärztlichen Problemlösungsprozesses darstellt, ist in Tabelle 2 gegeben. Es ist auffallend, daß die Unterschiede um so größer werden, je mehr der affektive Bereich betroffen wird. Studenten der traditionellen Universität fühlen sich kaum befähigt, den Patienten die geforderte Information geben zu können. Nur 5% glauben, gelernt zu haben, den von Patienten gewünschten Beistand leisten zu können, während 51% der Absolventen einer modernen Ausbildung – Universität A – sich dazu in großem oder sogar sehr großem Maße befähigt sehen.

Tabelle 2. Definition eines „Problems"

Ein Problem ist:
- die Ursache, die ärztliches Handeln veranlaßt (Hurst)
- jede einzelne, definierte Aufgabe,
  für die der Arzt keine fertig abrufbare,
  unverändert anwendbare Lösung bereit hat
  und
  für die kein Zusammenhang mit anderen Problemen
  oder deren Ursachen erkennbar ist
- alles, was eine Behandlung durch den Arzt und seine Mitarbeiter benötigt, benötigt hat oder benötigen wird, wenn es das körperliche oder psychische Wohlbefinden beeinträchtigt, beeinträchtigt hat oder beeinträchtigen wird

Ein Problem kann sein:
- Beschwerde eines Patienten
- krankhafter Befund
- gestörte Körperfunktion
- mögliche oder nachgewiesene Erbanlage
- biologisches Alter
- störender Einfluß aus der physikalischen, chemischen, biologischen oder sozialen Umwelt des Patienten
- diagnostizierte Krankheit
- überstandene Krankheit

Jedes Problem soll
vom Arzt bis zur höchsten Stufe der Erkenntnis (kausal begründete Diagnose) gebracht werden

Einschränkend ist zu sagen, daß es sich hier um Selbsteinschätzungen handelt und nicht um objektive Bewertung des Lernerfolges anhand von Informationsgewinn, verbunden mit einer Zufriedenheit und einer Mitarbeit der Patienten. Trotzdem ist abschließend die Folgerung berechtigt, daß durch eine verbesserte Schulung auch eine verbesserte Befähigung zur Gesprächsführung zu erreichen ist.

Komponenten erfolgreicher Programme zur Ausbildung in Gesprächsführung

Carroll u. Monroe von der University of Pennsylvania haben 1979 über ihre Auswertung von 36 empirischen Untersuchungen zur Ausbildung im klinischen Interview berichtet [4]. 13 Arbeiten benutzen als Kriterien Beobachtungen beim Interview. In allen Untersuchungen, die nach Abschluß der Entwicklung entsprechender Programme durchgeführt wurden, und in 4 von 5 Fällen, die noch in die Programmentwicklung fielen, konnten signifikante Verbesserungen der Interviews als Folge der Ausbildung nachgewiesen werden.
Carroll u. Monroe konnten aus den in der Literatur mitgeteilten Erfahrungsberichten eine Anzahl von Faktoren identifizieren, die zum Erfolg der Ausbildung in ärztlicher Gesprächsführung führen. Wichtig sind:
1. Übungen mit strukturierter Rückmeldung,
2. standardisierte Demonstrationen,
3. ausgearbeitete Kriterien für die Gesprächsführung und
4. ein enger Bezug zu Forschungsarbeiten.

Übungen

Um aus der Übung ein Feedback an die Lernenden geben zu können, muß entweder eine sehr differenzierte Beobachtung mit Kategorisierung stattfinden, was eingearbeitete Beobachter voraussetzt. Für die Auswertung der Beobachtungen werden neuerdings auch Kleinrechner eingesetzt. Die dafür verwendeten Programme wurden in den USA in den letzten 10 Jahren entwickelt und stehen bereits für die ärztliche Prüfung zur Verfügung. Die bessere und leichtere Alternative ist die Aufzeichnung der Übungen, an die sich die Bewertung anschließt. In diese können die Lernenden selbst einbezogen werden.
Die Übungen können entweder im Rollenspiel der Lernenden untereinander oder an Patienten erfolgen. Besser als spontane Einfälle der Spieler oder beliebige Patienten sind sog. simulierte Patienten. Hierbei handelt es sich um Laien, die die Rolle von ausgesuchten Patienten gelernt haben und so genau festgelegte Besonderheiten oder Schwierigkeiten für die Gesprächsführung bieten [2]. Dieses Verfahren ist in Deutschland nur wenig bekannt. Zur Zeit beginnen die ersten Entwicklungen bei Herrn Habeck in Münster, der sich selbst ausführlich mit der Methodik der ärztlichen Gesprächsführung befaßt hat. Auch wir arbeiten in dieser Beziehung mit Herrn Habeck zusammen und wollen uns v. a. die Erfahrung aus Holland zunutze machen. Dort stehen schon mehr als 100 simulierte Patienen an verschiedenen Fakultäten zur Verfügung. Außer den pädagogischen Vorteilen, die simulierte Patienten bieten, stehen diese unverändert über längere Zeit in gleicher Form zur Verfügung. Dies ist nicht nur für die Erforschung der Variationsbreite ärztlichen Verhaltens bei gegebenen Schwierigkeiten von Bedeutung, sondern auch für die Garantie gleichmäßiger Schwierigkeiten bei praktischen Prüfungen. Ein weiterer Vorteil der simulierten Patienten ist, daß diese lernen können, eine Bewertung des Interviews aus der Sicht des Patienten zu geben.

Demonstrationen

Für die bereits im Beruf tätigen Ärzte ist es von größter Bedeutung, daß sie die neu zu erwerbenden Verhaltensweisen bei der täglichen Arbeit schrittweise einsetzen und darüber eine Rückmeldung erhalten. Für die Demonstration des richtigen oder falschen Verhaltens sind Aufzeichnungen, mit denen das didaktisch gewünschte Verhalten dann auch gezeigt werden kann, besser als die Beobachtung zufällig echter Interviews in der Praxis. Besonders Einstellungen können durch ein solches Modellernen vermittelt werden.

Kriterien der Gesprächsführung

In den Ausbildungsprogrammen müssen explizit Angaben, was gelernt werden soll, enthalten sein. Hochstrukturierte Programme erwiesen sich als erfolgreicher als Übungen mit unbestimmtem und zufälligem Ablauf. Wichtiger als die unreflektierte praktische Erfahrung der Ausbildung ist die wissenschaftliche Begründung des angestrebten Verhaltens. Außer der Auflistung der einzelnen Kriterien müssen die Minimalstandards festgelegt sein.

Praxis in der Ausbildung

Lassen Sie mich kurz auf den immer noch nicht klar verstandenen Praxisbezug eingehen. Beim Lernen muß die konkrete praktische Erfahrung reflektiert und bewertet werden, um daraus allgemeingültige Gesetzmäßigkeiten abzuleiten. Nur diese erlauben eine Übertragung des Gelernten in neue Situationen. Die Praxis beim Lernen darf nicht beliebig sein, sondern sie muß an solchen Fällen erfolgen, an denen sich die Paradigmen des Berufes beispielhaft ableiten lassen [8]. Weder der erlebte Einzelfall noch der typische Lehrbuchfall kommen in der Praxis in stets gleicher Weise vor. So stellt jede Anwendung des Gelernten in neuen Situationen quasi einen Versuch dar, der zu neuen Erfahrungen führt. Diese können erneuten Reflexionen unterzogen werden.
So hat Kolb [7] aus diesen Elementen für sein Modell des Erfahrungslernens wichtige Aspekte der entwicklungspsychologischen Theorie des Psychologen Piaget übernommen und daraus sein Modell des Erfahrungslernens gemacht.

Dessen 4 Kategorien:

- *konkrete Erfahrung,*
- *reflektierende Beobachtung,*
- *Konzeptbildung,*
- *aktives Experimentieren,*

finden sich in vielen pädagogischen Prinzipien, auch in solchen aus vergangenen Jahrhunderten wieder. Lernen kann danach in allgemeinster Form als fortwährender Kreisprozeß angesehen werden, der 4 Phasen durchläuft (Abb. 1).
Am besten geht das Lernen von einer *konkreten Erfahrung* (1) aus, die ein Lernender im Umgang mit der Umwelt i. allg. oder mit einem Lerngegenstand

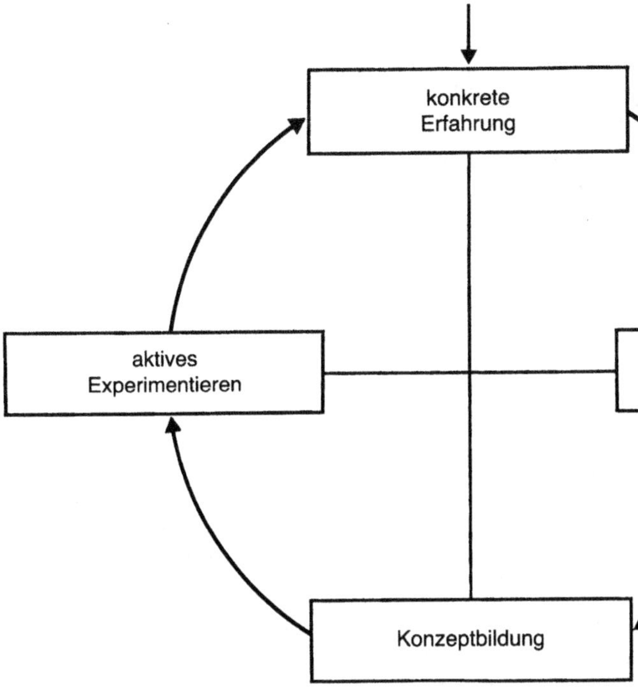

Abb. 1. Lernstil und Lernprozeß im Modell des Erfahrungslernens

Am besten geht das Lernen von einer *konkreten Erfahrung* (1) aus, die ein Lernender im Umgang mit der Umwelt i. allg. oder mit einem Lerngegenstand im besonderen macht. Diese Erfahrung ist die Grundlage für ein näheres Betrachten aus verschiedenen Perspektiven, d.h. für *reflektierendes Beobachten* (2). Vom Lernenden wird versucht, diese Beobachtungen durch induktives Vorgehen in einen Zusammenhang, in „Wenn-Dann-Beziehungen", zu bringen. Wie bei einem Puzzle werden die Einzelteile bzw. Erfahrungen und Beobachtungen, die analysiert worden sind, in ein Bild bzw. eine Theorie oder ein *abstraktes Konzept* (3) überführt. In einem vierten Schritt wird diese Theorie durch einen deduktiven Vorgang verifiziert oder falsifiziert. Dies kann nur durch ein Testen der Hypothesen, durch *aktives Experimentieren* (4), geschehen. Aus dem Ergebnis dieser Überprüfung ergeben sich Anstöße, neue *Erfahrung* zu gewinnen [1]. Durch immer tieferes Eindringen in den Lernstoff kann aus dem Kreis eine Spirale werden, die in späteren Phasen des Lehrplanes außer den theoretischen Grundlagen neue Anwendungen in der Berufspraxis erschließt.

Verbindung zur Forschung

Wichtig ist, daß die zu lernende Methodik, die in ihren Prinzipien allerdings heute feststeht, an die jeweiligen Anforderungen, die sich aus Berufsfeldanalysen ableiten lassen, angepaßt wird. Dies ist nur in einer unabhängigen wissenschaftlichen Einrichtung möglich, die die Kriterienliste erstellt und mit dieser eine Evaluierung der Kurse durchführt. Da die komplexen Fähigkeiten der Gesprächsführung nur in einer langfristigen Schulung zu verbessern sind, müssen die Kurse entsprechend angelegt sein und benötigen eine große Anzahl einsichtiger Lehrer und Kollegen. Diese müssen besonders geschult und ständig nachgezogen werden. Auch hierfür müssen besondere wissenschaftliche Einrichtungen verfügbar sein, wie sie Herr Jork aus Frankfurt am letzten Wochenende in Bad Nauheim vorgestellt hat. Zusammenfassend läßt sich feststellen, daß die Bedingungen, unter denen sich die ärztliche Gesprächsführung verbessern läßt, bekannt sind.

Gesprächsführung in der Allgemeinpraxis

Wie sieht nun die Praxis der Gesprächsführung bei uns aus? Ich führe hier die Ergebnisse der Untersuchungen von Ahrens an, der in 3 Allgemeinpraxen die Arzt-Patienten-Gespräche analysiert hat [1].
Wie aus Tabelle 3 ersichtlich, haben bei Erstkontakten die Patienten 51 s Zeit, um ihre Beschwerden vorzutragen, Langzeitpatienten im Mittel nur 6 s. Dieser unrealistische Mittelwert – in 6 s kann man keinen Gedanken aussprechen – kommt dadurch zustande, daß bei 78% der Patienten gar keine Angabe von Beschwerden gemacht wurde. Als tatsächlicher Mittelwert für diese Phase des Gespräches lassen sich 27 s für die Dauer der Beschwerdeangabe errechnen. Ich überlasse es Ihnen, aus diesen allgemeinen Angaben, die natürlich nicht für die zu besonderen Gesprächen einbestellten Problempatienten gelten, Folgerungen für die Fortbildung abzuleiten.

Tabelle 3. Mittlere Dauer einzelner Phasen des ärztlichen Gespräches. (Nach Ahrens [1])

	Erstkontakte n	Langzeitpatienten n	
Gesamtzahl der Patienten	84	92	
davon Erstpatienten	78	—	
Erstellen der Diagnose im Gespräch	78 (93%)		
Gespräch als einzige Informationsquelle	30 (36%)		
Gesamtdauer des Gespräches	5 min 46 s	2 min 20 s	
davon diagnoseorientiert	3 min 12 s	29 s	Fehlen des Diagnoseteils bei 59%
davon arztdominiert	2 min 21 s		
patientendominiert (Angabe von Beschwerden)	51 s	6 s	Fehlen der Angabe von Beschwerden bei 78%

Ärztliche Fortbildung

Wie sieht nach den gegenwärtigen Kenntnissen eine wirksame Fortbildung aus? Zunächst müssen wir uns einig sein, daß es bei der Fortbildung um eine Verbesserung der Betreuung unserer Patienten geht. Ziel der ärztlichen Fortbildung ist eine nachweisbare Verbesserung der ärztlichen Betreuung aller Patienten eines Arztes und der gesamten Bevölkerung. Untersuchungen, die bei uns in Deutschland in absehbarer Zeit nicht durchgeführt werden können, haben gezeigt, daß nach den üblichen Veranstaltungen sehr wenig von dem, was vermittelt werden soll, sich in der Berufspraxis wiederfindet [14]. Von mehreren Autoren wurde analysiert, welche besonderen Merkmale aber solche Fortbildungsaktivitäten übereinstimmend aufweisen, die zu einer Änderung der Patientenbetreuung geführt haben [3, 13]. In Anlehnung an Stein lassen sich die folgenden 4 Bedingungen beschreiben:

1. Die Teilnahme muß selbstbestimmt sein, Zwang führt zu keinem Erfolg.
2. Die Methodik der Fortbildung muß bestimmten Anforderungen genügen.
3. Zu jeder Fortbildung gehört eine Bewertung des Übens und des Lernerfolges mit möglichst sofortiger Rückmeldung.
4. Ein Erfolg ist nur zu erwarten, wenn das Gelernte unmittelbar in der Berufspraxis angewandt und diese Anwendung selbst wieder bewertet wird.

Selbstbestimmte gezielte Teilnahme

Ein guter Ausgangspunkt für das Lernen Erwachsener ist eine Differenz zwischen der Wirklichkeit der Berufsausübung und einem unter den gegebenen Bedingungen möglichen Optimum. Es hat sich gezeigt, daß in einer freien Gesellschaft die Maßstäbe für die Bewertung der einzelnen Tätigkeit ohne Zwang dann von den Betroffenen angenommen werden, wenn sie an deren Entwicklung beteiligt waren [3]. Diese Maßstäbe müssen an die erfaßte Kompetenz oder, besser noch, an die konkrete Betreuung von Patienten angelegt werden, um daraus wirksame Fortbildungsziele abzuleiten. Durch die Neigung zur Selbsttäuschung werden solche Themen bevorzugt, in denen durch das vorhandene Eigeninteresse bereits ein hoher Stand der Kenntnisse vorhanden ist und bei denen durch zusätzliche Teilnahme an Veranstaltungen keine weitere Wissenszunahme und auch keine Verbesserung der Versorgung der Patienten erfolgt [12]. Eine Auswahl der Themen und Ziele der Fortbildung sollte daher nicht ausschließlich nach dem intuitiv geäußerten Wunsch der fortbildungswilligen Ärzte erfolgen. Es sollte ihnen hierfür Hilfe zur objektiven Ermittlung von Wissenslücken gegeben werden. Es können erhebliche Unterschiede bestehen zwischen dem Mangel, den wir uns einbilden, und dem, der tatsächlich vorhanden ist [9].

Methodik der Fortbildungsveranstaltungen

Um den Teilnehmern eine sinnvolle Auswahl der zur Ergänzung ihres individuell verschiedenen Fortbildungsbedarfes beitragenden Veranstaltungen zu ermöglichen, müssen deren Inhalt und Ziele festgelegt und bekannt sein. Die Lehr- und Lernmethoden müssen an die Lernziele und an den individuellen Lernstil angepaßt sein. Die Fortbildung muß außer der Wissensvermittlung das Lösen von ärztlichen Aufgaben in simulierter oder realer Berufstätigkeit, mit Einbeziehung von Patienten, einschließen. Am besten lernen Ärzte, wenn sie in der Fortbil-

dung die Lösung von Aufgaben an ihren eigenen Patienten unter Anleitung und Aufsicht durch Experten ausführen, wie dies etwa bei der Fortbildung der Zahnärzte im Kammerbereich Nordrhein erfolgt. Oft genügen dafür auch in die Veranstaltung mitgebrachte Dokumentationen der Patientenbefunde. Optimal ist es, wenn die Anwendung des Gelernten in der täglichen Praxis erfolgt und dies mit Beratung durch Experten bewertet wird. Dies ist heute durch eine Videoaufzeichnung in den Praxisräumen möglich. Dieses Verfahren wird nicht nur bei der Ausbildung unserer Hochleitungssportler verwendet, sondern hat bereits Eingang in Amateurkurse gefunden.
Am besten ist es somit, wenn wir an der Versorgung unserer eigenen Patienten lernen, allerdings ohne diese dabei zu gefährden. Flexner [6] hat dies schon 1908 so formuliert: Lernen geschieht am besten bei der Lösung realer Aufgaben.

Modell einer wirksamen Fortbildung

Im Gegensatz zu anderen Fortbildungsthemen, bei denen ein Handlungsbezug nicht so offen zu Tage tritt, ist für die Verbesserung der Gesprächstechnik die Fortbildung anders zu gestalten. Ich möchte Ihnen daher ein Modell vorstellen und hoffe, daß dies auch im Sinne der Veranstalter ist. Wenn wir das bisher Gesagte in die Praxis umsetzen wollen, kann dies nur aus Selbstlerngruppen heraus geschehen. Dabei muß das Lernen einzeln und die Bewertung des Lernerfolges in der täglichen Arbeit erfolgen. Dieses ist heute durch die Einbeziehung von Aufzeichnungstechniken möglich. Ähnlich wie in Balint-Gruppen kann in den Gruppen anhand der Ton- oder besser Videoaufnahmen die Arbeit jedes einzelnen Arztes diskutiert werden. Daß und wie dies möglich ist, zeigen englische Programme, die aus Videoaufzeichnungen aus den Praxen von niedergelassenen Allgemeinärzten zusammengestellt wurden [10].
Wir wollen anhand der Tabelle 4 gemeinsam versuchen, Entscheidungen zu treffen, wer welche Aufgaben lösen soll, die für die Unterstützung von Selbstlerngruppen erforderlich sind.

Tabelle 4. Komponenten der ärztlichen Fortbildung

	Ärzteverband als Veranstalter	Unabhängige wissenschaftliche Einrichtung
Erfassen fortbildungswilliger Ärzte		
Erfassen fortbildungsbedürftiger Ärzte		
Bereitstellen technischer Hilfsmittel		
Produktion oder Auswahl von Lehrmitteln		
Schulung der Gruppenleiter und Ausbilder		
Erstellen der Kriterien für Gesprächsführung		
Auswertung der Erfahrung		

Als notwendige und auch klar definierbare Einrichtung habe ich eine wissenschaftliche Arbeitsgruppe vorgesehen. Das könnte etwa die Abteilung von Herrn Schüffel sein. Welche Form des Ärzteverbandes tätig werden soll, möchte ich zunächst offen lassen, das erscheint nicht so wesentlich. Außer der Kammer kämen auch Kreisverbände etwa des Berufsverbandes Praktischer Ärzte (BPA), des Verbandes niedergelassener Ärzte (NAV) oder des Hartmannbundes in Frage. Für den Anfang käme bei den wohl spärlichen Gruppen, aber bei einem nicht unerheblichen technischen Aufwand eine überregionale Organisation, wie etwa die Akademie der Landesärztekammer, in Frage, hier in Hessen also die Akademie in Bad Nauheim. Wenn wir jetzt gemeinsam die offenen Felder ausfüllen, ergibt sich wahrscheinlich eine Diskussion über den Sinn und die Realisationsmöglichkeiten meines Vorschlags.

Diskussion

Renschler: Ich würde gerne mit Ihnen noch einmal das Schema der Tabelle 4 besprechen. Ich habe dort 2 Kategorien von Institutionen aufgeführt, die die Unterstützung der Fortbildung betreiben: entweder ein Ärzteverband als Veranstalter oder eine unabhängige wissenschaftliche Einrichtung, also z. B. ein Orts- oder Kreisverband des NAV, des Berufsverbandes Praktischer Ärzte oder die Ärztekammer. Bei der Beschaffung der aufwendigen Geräte etwa wäre an eine zentrale, überregionale Einrichtung zu denken. Wir brauchen eine unabhängige wissenschaftliche Einrichtung, die dann die Hilfsmittel bereitstellt. Ich habe absichtlich „unabhängig" gesagt, denn das gibt es bei uns in Deutschland eigentlich nicht. Die wissenschaftlichen Einrichtungen an den Universitäten sind alle vom Staat abhängig. Wir sind ja extrem verstaatlicht, im Gegensatz etwa zu England, wo die Universitäten noch ein viel größeres Maß an Freiheit haben.
Nun, was glauben Sie, wer soll die fortbildungswilligen Ärzte erfassen? Der Ärzteverband oder die wissenschaftliche Einrichtung, als Beispiel Herr Schüffel, oder die Ärztekammer?

Halhuber: Das Erfassen von fortbildungswilligen Ärzten geht nur von einer unabhängigen Stelle aus, weil sonst die sozial erwünschten Antworten der Ärzte gegenüber einer offiziellen Stelle, wie z. B. der Ärztekammer, zu eindeutig sind. Die sagen natürlich „ja", ohne sich dann aber auch danach zu richten.

Schuffels: Ich finde, man würde die Ärztekammer dadurch unheimlich belasten, wenn nur sie sich darum kümmern muß, die fortbildungswilligen Ärzte anzusprechen. Die Kammer hätte ja niemals ein Erfolgserlebnis.

Renschler: Ja, nun haben wir aber nur von den Fortbildungs*willigen* gesprochen. Was ist aber mit den Fortbildungs*bedürftigen?* Das wären also die, die nicht freiwillig kommen, die es aber nötig hätten.

Lamprecht: Die Gruppen können sich doch überschneiden. Es gibt Fortbildungsbedürftige, die auch willig sind.

v. Troschke: Aber wie will man das denn überhaupt erfassen? Ist ein fortbildungswilliger Arzt einer, der zu einer Veranstaltung kommt? Wenn er gar nichts von der Veranstaltung weiß, kann er ja trotzdem fortbildungswillig sein und fortbildungsbedürftig. Nach welchen Kriterien bestimmt sich denn das? Da müssen doch erst einmal Kategorien aufgestellt werden, unter denen man Ärzte untersucht und befragt, um von daher festzustellen, wer nun fortbildungsbedürftig ist und wer nicht.

Fassbender: Sind nicht im Grunde alle fortbildungsbedürftig?

Wesiack: Ja. Ich würde gerade die Akzente umgekehrt setzen. Ich würde meinen, die Fortbildungswilligen können am ehesten die Ärzteverbände feststellen, weil die einen relativ guten kommunikativen Kontakt zu den Ärzten haben durch die verschiedenen Briefe, die gelesen werden müssen, während alles andere sowieso schon von vornherein in den Papierkorb fällt. Die Fortbildungsbedürftigkeit dagegen, die müßte von einer unabhängigen Einrichtung bestimmt werden, denn in diesem Punkt sind die Ärzteverbände doch eher betriebsblind, so daß sie die Bedürftigkeit nicht immer in dem eigentlichen Maße sehen. Da würde ich also die Akzente umgekehrt setzen wollen.

Renschler: Ich habe das Thema ja in die Diskussion gebracht, weil hier die Ansichten offensichtlich doch sehr unterschiedlich sind.

v. Troschke: Wie würden Sie denn Fortbildungswilligkeit und Fortbildungsbedürftigkeit definieren?

Renschler: Zunächst einmal recht einfach: Willig ist der, der bereit ist, in die Fortbildungsveranstaltung zu gehen, also der, der sich freiwillig zu einer Veranstaltung anmeldet, sei es eine Therapiewoche oder eine Einladung des Kreisärzteverbandes und dergleichen. Bedürftigkeit ist dagegen ein nachgewiesenes Defizit in der Berufsausübung. Man kann solche *Defizite in der Kompetenz* etwa mit Testaufgaben überprüfen. Auch Fragebogen sind hier sehr wirksam. Die Bayerische Ärztekammer z. B. gibt Fragebogen aus, die zurückgeschickt werden und wo sich dann aus der Beantwortung, also der kognitiven Kompetenz in den Fragebogen, und dem was gewußt werden sollte, das Defizit, also eine Fortbildungsbedürftigkeit, ergibt.

v. Troschke: Und was ist mit dem, der den Fragebogen nicht zurückschickt. Ist der bedürftig oder nicht?

Renschler: Hier kommen wir also in einen Circulus rein, der sich nicht auflöst, denn die freiwillige Teilnahme ist die Voraussetzung für die Wirksamkeit einer Fortbildung. Wenn man Zwang ausübt, dann führt das zu nichts.

Neun: Zur Fortbildungswilligkeit: Ich darf daran erinnern, daß unsere Niedersächsische Ärzteordnung ganz klar vorschreibt, daß die Fortbildung Pflicht ist und daß dort im allerletzten Passus sogar vermerkt ist – was ich auch nicht gewußt und gestern erst gelesen habe –, daß man über die Teilnahme an Fortbildungsveranstaltungen gegebenenfalls sogar einen Nachweis führen muß. Jeder weiß, daß es im Prinzip eine *Fortbildungspflicht* gibt.

Renschler: In Hessen gibt es da so etwas wie einen Kompromiß: Die KV kann eines Tages auch sagen, daß die KV-Zulassung von der Teilnahme an der Fortbildung abhängt. Die schreiben das vor. Aber, ich glaube, wichtig ist, daß wir die *Freiwilligkeit* und v. a. die *Selbststeuerung* bewahren und so lange wie möglich die Freiwilligkeit bewußt beibehalten. Denn wenn Fortbildung mit einem Stempel versehen werden sollte, dann wird das einfach zum Stempeln und führt nicht mehr zu den gewünschten Veränderungen. Andererseits, wenn man also die völlige Freiheit läßt, dann wird es eben einen großen Teil der Ärzte geben, die nicht teilnehmen und die dann rückständig bleiben, oder deren Methoden nicht auf dem neuesten Stand sind.
Nun vielleicht noch zu den Stichworten „Produktion und Auswahl von Lehrmitteln", „Schulung der Gruppenleiter". Was ist Ihre Meinung dazu?

v. Troschke: Da würde ich sagen, daß mir diese beiden Kategorien „Ärzteverband" oder „unabhängige wissenschaftliche Einrichtung" zu wenig sind. Das würde ich ganz offen lassen und sagen: Jeder, der in der Lage ist, das optimal und qualifiziert zu realisieren. Und wenn der gebunden ist oder das privatwirtschaftlich macht, ist mir das auch völlig recht. Es scheint mir also völlig unwichtig, wer die Lehrmittel macht, wer das produziert, Hauptsache, die Lehrmittel sind gut.

Fassbender: Herr Renschler: Wir haben bisher überwiegend darüber gesprochen, daß Gelder da sind für die Materialien und die Evaluation der Fortbildung. Wie sieht das aus mit der Zurverfügungstellung von Geldern und auch der Evaluation, etwa beim Fortbildungsinhalt „Training der Gesprächsführung"? Damit können Sie jeden Fortbildungskongreß ja noch in große Aufregung versetzen, wenn Sie mit dem Stichwort: „5-min-Medizin" kommen.

Renschler: Die Fortbildung in diesen großen Veranstaltungen ist ja grundsätzlich kaum wirksam, gemessen an der Veränderung in der Praxis.

Fassbender: Sehen Sie also eine Chance, daß das Lernziel „Gesprächsführung mit dem Patienten" als relevant in die ärztliche Fortbildung hineingenommen werden könnte?

Renschler: Ich glaube, daß das möglich ist, eben im Rahmen kleinerer Fortbildungsgruppen, wie ich überhaupt glaube, daß die Ärzteschaft durchaus die Tendenz zeigt, von diesen ganz großen Kongressen abzugehen. Ich habe selbst die Erfahrung gemacht, hier in Hessen, wo wir von unserem Institut aus sehr aktiv tätig sind, daß man z. B. in der Notfallmedizin von Kleingruppenarbeit ausging, und dann haben sich 150 angemeldet und damit war die Kleingruppenarbeit am Ende. Da müssen neue Methoden gefunden werden, neue Wege, die von den Initiativen einzelner, kleinerer Arbeitsgruppen ausgehen.

Weiss: In diesem Zusammenhang darf ich noch einmal auf die *Schönhals-Seminare* hinweisen, die ja schon erwähnt wurden, in denen zusätzlich auch Gesprächstraining gemacht wird, und wo die Kollegen dann Bandaufzeichnungen der Gespräche mitbringen, die in der Gruppe bearbeitet werden. Ich glaube, es sind über 7000 oder 8000 Ärzte, die bisher auf *eigene* Kosten an diesen Seminaren teilnahmen.

Literatur

1. Ahrens S (1976) Erste Ergebnisse einer Untersuchung über die Arzt-Patient-Interaktion in der Allgemeinpraxis (I). Prakt Arzt 3: 403
2. Barrows HS (1971) Simulated patients. Thomas, Springfield
3. Brown CR (1979) Impact of continuing medical education on patient care. In: Renschler H (Hrsg) Praxisorientierte ärztliche Fortbildung. Banaschewski, München-Gräfelfing
4. Carroll JG, Monroe J (1980) Teaching clinical interviewing in the health professions. Evaluat Health Prof 3: 21–45
5. Fletcher CM (1976) Introduction. In: Bennett AE (ed) Communication between doctors and patients. Nuffield Provincial Trust, London
6. Flexner A (1908) The American college. Century, New York
7. Kolb D (1976) Learning style inventory technical manual. McBer, Boston
8. Messner H (1978) Wissen und Anwenden. Klett-Cotta, Stuttgart
9. Neufeld V (1982) Evaluation of continuing education interventions. Pedagogue 9/3: 6
10. Pendleton D, Havelock P (1982) Doctor/patient communication – Gift or skill? GPVT 4: 8
11. Seim SH, Maeland JG (1982) Untersuchung neu ausgebildeter medizinischer Kandidaten aus Tromsö und Bergen. Vorläufige Mitteilung. In: Seim S (ed) Motivation in the later years of the medical course. Association for Medical Education in Europe, Annual Conference, Cambridge
12. Sibley JC, Sackett DL, Neufeld V, Gerhard B, Rudnick KV, Fraser W (1982) A randomized trial of continuing medical education. New Engl J Med 306: 511
13. Stein LS (1981) The effectiveness of continuing medical education: Eight research reports. J Med Educ 56: 103
14. White CW, Roseman JL, Albanese MA, Brown DD, Whitney MK, Caplan RM (1980) Efficacy of traditional continuing medical education in changing physician knowledge and behavior in the care of patients with acute myocardial infarction. Research in medical education: 1980, Proceedings of the nineteenth anual conference. Association of American Medical Colleges, Washington, pp 195–200

Künftige psychosomatische Fortbildung aus der Sicht des Rehabilitationsklinikers

M. J. Halhuber

Nach dem Referat von Herrn Renschler komme ich mir vor wie ein Kräuterweiblein, das nach einem Ordinarius über Pharmakologie sprechen soll. Was ich jetzt zu sagen habe, ist im Vergleich zum Referat des Didaktikforschers sozusagen „handgestrickt". Zusätzlich zu meinem Thema, wie es auf dem Programm steht, fühle ich mich durch eine Frage von Herrn Schüffel herausgefordert, die mir sehr präzise erscheint: Was ist aus dem kardiologischen Bereich an psychosomatischem Fortbildungsstoff herausgefiltert worden, der dem Jungarzt und dem niedergelassenen Kollegen vermittelt werden sollte?
Hierzu möchte ich einige jener Leitsätze und Dias zur Diskussion stellen, die ich selbst bei Fortbildungsveranstaltungen für Ärzte verwende.
Unser Problem fängt damit an, daß es heute noch schwierig ist, Ärzten überhaupt den Begriff „Rehabilitation" nahezubringen. Da gibt es eine erhebliche Abwehr, und ich hoffe, in dieser Runde vielleicht auch von Ihnen Hilfen zu bekommen, besser zu verstehen, warum eine solche Abwehr besteht. Ein sehr erfahrener Rehabilitationsforscher wie Kellermann in Tel Aviv hat vorgeschlagen, den Ausdruck „Rehabilitation" im angelsächsischen Sprachraum durch die Abkürzung „CCC" („comprehensive coronary care") zu ersetzen, und ich frage mich, ob wir diesem Vorschlag nicht international zustimmen sollten. Wenn wir von der einfachsten Definition der Rehabilitation ausgehen: „Leben lernen mit einer Dauerbehinderung" (oder chronischen Krankheit), dann ist damit schon ausgedrückt, worin sich der Rehabilitationsbegriff von jenem der „Therapie" unterscheidet. Der Begriff „Therapie" intendiert immer eine Restitutio ad integrum eines Syndroms oder wenigstens eines Symptoms und unterscheidet sich dadurch grundsätzlich von der Rehabilitation, die eine endgültige Behinderung voraussetzt und akzeptiert. Aber gerade das ist ja bisher in der Ausbildung der Medizinstudenten nicht gelehrt worden. Es scheint mir deshalb richtig, hier ganz kurz zu erörtern, warum Rehabilitation heute noch ein kontroverses Thema ist, denn dieselben Gründe gelten wohl auch für die Schwierigkeiten, die der psychosomatischen Fortbildung entgegenstehen. Dafür, daß der Rehabilitationsbegriff häufig Fehldeutungen ausgesetzt ist, möchte ich folgende Gründe anführen:

1. *Lücken in unserer medizinischen Aus-, Weiter- und Fortbildung und Mangel an persönlicher Erfahrung* sind sicher wichtige Gründe für Mißverständnisse und Sprachschwierigkeiten unter Ärzten. Wir empfinden ja als Ärzte gegen einen medizinischen Begriff v. a. dann emotionale Widerstände, wenn er in unserer Ausbildung nicht vorgekommen und daher ungewohnt ist und wenn wir spüren, daß er eine Herausforderung zum Umdenken bedeutet. Der Begriff „Rehabilitation" ist ein Reizwort, weil er eine umfassende interdisziplinäre ökologische Betrachtungsweise unserer Aufgaben und Arbeit erfordert. So

verlangt die „umfassende Betreuung" des Patienten die Einbeziehung psychosozialer Aspekte in Diagnostik und Therapie der koronaren Herzkrankheit, wogegen im Rahmen der zunehmenden Technisierung „Medizin" in erster Linie als Anwendung immer vielfältigerer und komplizierterer technischer Prozeduren, die allein das Körpergeschehen analysieren, gelehrt, gelernt und ausgeübt wird. Der Patient als Person, sein persönliches Erleben, seine subjektive Krankheitsbewertung, all das ist ja bisher noch nicht allgemeiner Bestand des wissenschaftlichen Krankheitsbegriffes geworden.

2. Außer seinem Wissens- und Erfahrungsmangel gibt es auch *emotionale Probleme* für den Arzt, nämlich, eine neue Art der Partnerschaft zwischen Arzt und Patient zu akzeptieren. Während wir beim Akutkranken eine Art von Vater-Kind-Verhältnis für tragbar halten, ist bei chronischen Krankheiten, v. a. wenn sie verhaltensabhängig sind, das Verständnis vom Patienten als „mündigem Patienten", der u. U. sogar Spezialist in seiner eigenen Krankheit werden muß, unerläßlich.

3. Ein weiteres emotionales Hindernis ist ein nicht eingestandener, aber weit verbreiteter *„edukatorisch-therapeutischer Nihilismus"*, ja sogar „Pseudozynismus", als Ursache einer skeptischen Haltung und Abwehr gegenüber der Rehabilitationsmedizin.

4. Die *Sorge vor einer „Übermedikalisierung" unseres Lebens,* d. h. der Argwohn, daß sich Ärzte in alles einmischen, ist ein Argument, ein Ausdruck des Widerstandes gegen unsere Arbeit, v. a. aus Kreisen der Alternativkulturanhänger, die das Buch von Illich *„Nemesis der Medizin"* gelesen haben.

5. Schließlich sind *semantische Probleme* der Definitionen und von daher Mißverständnisse im Bereich der Rehabilitation wie auch in der Psychosomatik allgemein häufiger, als wir glauben.

Eine allgemein anerkannte Theorie der kardiologischen Rehabilitation als eines interdisziplinären Forschungszweiges ist vorläufig nur skizzenhaft vorhanden. Jeder hat seine eigene Philosophie, die oft eine Ideologie ist (Ideologie definiert als interessengebundene Interpretation der Welt). Wir bräuchten dringend ein psychologisches Wörterbuch für Ärzte, um die Sprachschwierigkeiten zwischen Psychologen und Ärzten zu verringern. Aus der Freizeitpädagogik habe ich folgende Definition entliehen: „Rehabilitation ist die bestmögliche Personalisation (Selbstverwirklichung) und Sozialisation (Menschwerdung) des Behinderten." Gerade diese Definition zeigt, wie eng Psychosomatik und kardiologische Rehabilitation zusammengehören. Was mir in diesem Zusammenhang besonders am Herzen liegt, versuche ich bei Fortbildungsveranstaltungen meinen Zuhörern dadurch verständlich zu machen, daß ich die 5 Ziele der kardiologischen Rehabilitation zur Diskussion bringe, die der amerikanische Kardiologe Eliot [1] in seinem Buch *„Stress and the major cardiovascular disorders"* publiziert hat. Eliot, der selbst während eines Vortrages einen Infarkt bekommen hat, hat meines Erachtens aus eigener existentieller Not und Erfahrung die Gesundheitserziehung und Psychotherapie am konsequentesten in eine umfassende Nachsorge nach Infarkt integriert. Seine Zielformulierungen sind:

1. Annahme der Krankheit
2. Jenes Wissen von der Krankheit, das dem Patienten erlaubt, bessere Entscheidungen für seine Zukunft zu treffen
3. Emotionale seelische Unterstützung
4. Therapietreue und dauerhafte Verhaltensdisziplin
5. Erreichen des bestmöglichen Niveaus aller Funktionen

Dazu einige Erläuterungen:

1. *Annahme der Krankheit.* In jeder Phase, besonders aber wenn der Patient unter alltagsnahen Bedingungen zu leben lernen muß, ist dieses Ziel für alle Beteiligten primär. Eine befriedigende Lebensqualität setzt die Annahme der Krankheit, den Friedenschluß mit dem Schicksal, voraus. In Gruppengesprächen mit anderen Patienten und dem Lebenspartner kommt der Patient diesem Ziel leichter nahe als in der Einzelberatung.

2. *Jenes Wissen von der Krankheit, das dem Patienten erlaubt, bessere Entscheidungen für seine Zukunft zu treffen.* Ausreichende Information ist Voraussetzung und Teil der Motivation für einen neuen adäquaten Lebensstil. Die klare Abgrenzung einer individuellen Informationsvermittlung, die eine ebenso individuelle Zukunftsgestaltung nicht aus den Augen verliert, vor einem vagen Halbwissen des Laien über Morphologie und Physiologie des Infarktgeschehens scheint uns besonders wichtig. Es geht nicht darum, aus dem Infarktkranken einen Schmalspurmediziner zu machen. Sowohl unser Buch *„Sprechstunde Herzinfarkt“* [3], wie der für Patienten gemachte Film *„Die koronare Herzkrankheit“* sind unter der Zielvorstellung entstanden, den Patienten zum Spezialisten in der eigenen Krankheit zu erziehen und ihn gleichzeitig zu entängstigen. Besonders in der Frührehabilitation, aber auch in den ambulanten Herzgruppen, können solche Bücher und Filme Stichworte für das Gruppengespräch liefern. Aber auch die Lektüre der auf dem Büchermarkt immer häufiger anzutreffenden Selbsterfahrungsberichte von Betroffenen können nach unserer Erfahrung eine gute Hilfe zur Information, Motivation und Identifikation sein. Die „Patientenseminare“, wie sie derzeit v. a. von der Deutschen Herzstiftung organisiert werden, beweisen das Bedürfnis nach solcher Information, und gerade das Erlebnis der Teilnahme an solchen Patientenseminaren, zu denen in Hamburg und München 200 Betroffene gekommen sind, machen dem Arzt die Notwendigkeit einer psychosomatischen Fortbildung verständlich.

3. *Emotionale seelische Unterstützung.* Auch dieses Ziel wird unseres Erachtens in jeder Phase der Rehabilitation zu beachten sein, v. a. seit wir Gründe haben, anzunehmen, daß soziale Unterstützung als Schutzfaktor in der Entwicklung der koronaren Herzkrankheit zu vermuten ist. Ein Gefühl der Geborgenheit kann unter optimalen Bedingungen auf der Intensivstation beginnen und wird in den ambulanten Herzgruppen nicht aufhören. Dieses Ziel der seelischen Unterstützung wird in einer möglichst geschlossenen Gesprächsgruppe leichter und eher erreicht als in der Einzelberatung.

4. *Therapietreue und dauerhafte Verhaltensdisziplin.* Diese Umschreibung meint die neudeutsche Bezeichnung „compliance", die wir lieber als „tragfähiges Arbeitsbündnis zwischen Arzt und Patient" kennzeichnen, weil es sich wirklich um eine Interaktion zwischen beiden handelt (es gibt ja auch eine „Noncompliance" des Arztes). Schon in dieser Begriffsbildung sollen falsche Ansätze der Gesundheitserziehung, nämlich einseitige Manipulation und primitive Gebots- und Verbotssituationen, immer wieder bewußt gemacht werden. Vor allem in der Aufbauphase während der stationären und ambulanten Frührehabilitation wird die Basis für eine jahrzehntelange, notwendige Einnahmedisziplin gelegt, die ja nicht nur die Medikamente, sondern auch die Eß- und Trinkgewohnheiten betrifft, letztlich das gesamte Gesundheitsverhalten des Patienten.
5. *Erreichen des bestmöglichen Niveaus aller Funktionen.* Es scheint beachtenswert, daß Eliot [1] dieses Ziel erst zuletzt nennt, augenscheinlich deshalb, weil seine Realisierung die Erfüllung der vorgenannten 4 Ziele und Aufgaben voraussetzt. Auch die bestmögliche Belastbarkeit und Leistungsfähigkeit im Rahmen eines Ausdauertrainings und umfassenden Rehabilitationsprogramm wird erst dann erreicht, wenn vom Patienten die Realität einer Dauerbehinderung akzeptiert wurde, wenn er sowohl seine Grenzen als auch seine Möglichkeiten durch entsprechende Information und Motivation erkennt und versteht, und wenn er in der Partnerschaft und im Gruppenerlebnis wirklich Geborgenheit findet und diszipliniert neue gesundheitsfördernde Verhaltensmuster einübt.

Um die Ziele unserer psychosomatischen Fortbildung verständlich zu machen, seien hier noch weitere Inhalte von Diapositiven festgehalten, wie ich sie bei Fortbildungsveranstaltungen verwende.
Die neuesten Erkenntnisse der interdisziplinären verhaltensepidemiologischen Forschung legen nahe, daß auch der *Hintergrund* der anerkannten Standardrisikofaktoren Beachtung findet. Es geht hier um *psychische Risikodispositionen* (z.B. Verhaltensmuster nach Typ A), um die Bedeutung *sozialer Risikosituationen* [5] sowie um das *Fehlen von Schutzfaktoren* [2]. Die Erkenntnisse auf diesen Gebieten habe ich in 3 Leitsätzen zusammengefaßt, die wir bei unseren Seminaren auch plakatieren:
1. Die koronare Herzkrankheit und ihre Folge, der Herzinfarkt, hängen eng mit dem Lebensstil des Betroffenen zusammen.
2. Jeder chronisch Kranke, besonders aber der Koronarkranke, muß mündig und Spezialist in seiner eigenen Krankheit werden, um richtig mit ihr umgehen zu können.
3. Auch der Infarktpatient kann unter günstigen Umständen als bedingt gesund gelten (wie ein Diabetiker), und so sollte er auch von seiner Umwelt gesehen werden.

Der 3. Leitsatz betrifft das Verhältnis des Kranken zu seiner sozialen Umwelt und weist darauf hin, daß wir in unserer erzieherischen Bemühung immer auch die Umgebung des Patienten (Familie und Arbeitsplatz) mit einbeziehen müssen. Hier geht es um Partnerschaftsprobleme, also auch um Familientherapie, um Wiederaufnahme der Arbeit und um Lebensqualität im weitesten Sinne.

Die folgende Liste von Themen, wie sie sich in den Gruppengesprächen in ambulanten Koronargruppen als wichtig herausgestellt haben, machen deutlich, worum sich unsere kardiologisch-psychosomatische Fortbildung kümmern muß:

Was ist ein Herzinfarkt? Was sind seine Ursachen? Zweck, Dosierung und Nebenwirkungen von Medikamenten Invasive und nichtinvasive Untersuchungen und deren Ergebnisse Ziele, Durchführungen und Ergebnisse der koronarchirurgischen Eingriffe Selbstmedikation und Außenseiterverfahren Ernährung und Gewicht Rauchen und Nichtrauchen Hypertonie / Hypotonie Blutdruckmessung Freizeit- und Urlaubsgestaltung Häusliches Trainingsprogramm und Sport Autofahren und Flugreisen Sauna und andere physikalische Therapiemaßnahmen Arbeitswiederaufnahme und Berentung Schwerbeschädigtenausweis und Wiederholungsheilverfahren Sexualität und Intimleben Angst und Depression, Verleugnung und Übermotivation Die Auseinandersetzung mit dem Tod

Nach dieser Aufzählung und Erörterung der *Ziele psychosomatischer Fortbildung* aus der Sicht des kardiologischen Rehabilitationsklinikers sollen hier nun wenigstens stichwortartig noch einige *Wege dieser Fortbildung* erörtert werden:

a) Schon in der Ausbildung der Medizinstudenten kann außerhalb der Vorlesungen über Psychosomatik, etwa im Rahmen des sog. ökologischen Kurses, bei der Darstellung umfassender sozialmedizinischer Aufgaben und Ziele (wie ich sie im ersten Teil meines Referates skizziert habe), Verständnis geweckt werden. Ich habe durchaus den Eindruck, daß die Aufgeschlossenheit der derzeitigen Medizinergeneration größer ist, als bei früheren Generationen. Außerdem haben die *Fortbildungsseminare der Internationalen Medizinerarbeitsgemeinschaft (IMA),* die sich mit Grundlagen und Grenzfragen befassen, die im normalen Vorlesungsbetrieb der Universität zu kurz kommen, durchaus Interesse gefunden. Dort werden Themen gestellt wie „Das therapeutische Team“, „Gesundheit – Mythos oder Realität?“, „Brauchen wir eine neue Medizin?“ usw., um nur einige Themen zu nennen. Als Vorsitzender der IMA in der Bundesrepublik Deutschland erlaube ich mir, auf die Aktivitäten dieser Vereinigung in unserem Zusammenhang besonders hinzuweisen.

b) In der Weiterbildung und Fortbildung der Ärzte sollten häufiger *gemeinsame Tagungen von Ärzten und Psychologen* veranstaltet werden, wie eine solche kürzlich in Breisach stattgefunden hat [4].

c) Erfreulicherweise werden heute immer häufiger bei Fortbildungskongressen auch *Balint-Gruppen* angeboten. Ich halte diese Möglichkeit für besonders wichtig, auch gerade für die Information und Motivation von Ärzten für Fragen einer umfassenden Rehabilitation.
d) An den von der Deutschen Herzstiftung veranstalteten *Patientenseminaren* ist der Anteil der Ärzte bisher noch nicht so befriedigend, wie es wünschenswert und möglich wäre. Das Bewußtsein, daß wir als Ziel nicht nur „das therapeutische Team", sondern „die therapeutische Gemeinschaft" haben, in welcher der Patient gleichberechtigter Partner ist, könnte hier besonders gepflegt werden. Ich frage mich aber auch, ob nicht in unseren Zeitschriften zur ärztlichen Fortbildung durch *Leserbriefe,* die bei uns weniger beliebt sind als etwa in den angelsächsischen Fachzeitschriften, die psychosomatischen Aspekte stärker gefördert werden können. Besonders wichtig wäre natürlich die *Fortbildung der Fortbildenden* in entsprechenden Seminaren, etwa der Bundesärztekammer oder auf der Ebene der Landesärztekammern. Was gibt es schon in diesem Bereich an realisierten psychosomatischen Fortbildungsangeboten?

Diskussion

Weiss: Herr Halhuber, Sie haben das Beispiel der ambulanten Koronargruppen gebracht, und es ist ja so wichtig, daß gerade auch die Hausärzte in ihren Gesprächen mit den Patienten eine Schleusenfunktion zu diesen ambulanten Koronargruppen hin bilden; Schleusenfunktion insofern, als ja der Arzt die Möglichkeit hat, durch seine eigene Einstellung, wie wir es heute schon mehrfach gehört haben, den Patienten zu motivieren, daß er in solche Gruppen geht. Der Arzt kann aber auch antimotivieren, weil er selbst vor der Gruppe Angst hat, Unsicherheit zeigt, und so natürlich auch den Patienten verunsichert, ob er in die Gruppe gehen soll.

Halhuber: Richtig. Nun, die Angst ist ja aus folgenden Gründen verständlich. Um vom Negativen her zu kommen: Der Arzt muß bei Gruppen völlig umdenken lernen. Wir alle haben Behandlung des einzelnen Patienten gelernt. Keiner von uns hat in der Ausbildung Gruppentherapie gelernt. Das zweite: Während der Gruppenstunde ist der Arzt, wenn er dabei ist, Kotherapeut neben einem Übungsleiter, der die Hauptrolle spielt. Wer hat das schon gerne? Das Dritte sind die Themen dieser Gespräche, auf die er einfach nicht vorbereitet ist. Und schließlich fehlt ihm dann auch noch zusätzlich die Erfahrung in der Gesprächsführung. Denn es kommt ja nicht darauf an, wie ich es bei einzelnen Gruppen schon erlebt habe, daß der Arzt einen Frontalvortrag hält und sich dann verabschiedet, sobald er mit dem Thema zu Ende ist, sondern er sollte ja ein Gespräch der Patienten untereinander zustande bringen, was ja viel ergiebiger ist und auch zur Entängstigung beiträgt. Und der Hauptgrund, warum Ärzte gegen die Gruppen sind, ist einfach, daß sie Angst haben vor der Abwerbung. Nun haben wir dafür, jedenfalls in Bayern, eine ganz einfache Lösung: Kein Arzt, der eine ambulante Koronargruppe leitet, übernimmt einen Patienten als behandelnder Arzt, es sei denn, daß der Patient schon vorher bei ihm war.

Die Angst und Unsicherheit des Arztes vor einem offenen Gespräch mit den Patienten, die Angst vor den Fragen des Patienten, steht aber sicher an erster Stelle. Ich erinnere mich an eine unserer Montagabendfragestunden in Höhenried – eine Fragestunde für die Patienten. Da steht plötzlich ein Bauarbeiter auf, lächelt verschmitzt und sagt: „Herr Professor, wie ist das, wenn ich da weggeh und mehr weiß wie mein Hausarzt?“ Ich bin also erst leicht stotternd erschrocken und habe gesagt: „Hören Sie, das ist doch auch nicht schlimm, Ihr Hausarzt kann nicht in allen Bereichen zu Hause sein. Aber es geht ja um Ihr Leben. Und wenn Sie das eine oder andere von dem, was Sie hier gelernt haben, mit ihm besprechen, dann werden Sie seine Einwände oder auch seine Zustimmung erleben, jedenfalls ist es ein Gespräch wert. Ich habe auch nicht, als ich nach Höhenried gekommen bin, zu Anfang alles das gewußt, was ich heute weiß. Das ist keine Schande.“

Literatur

1. Eliot RS (1979) Stress and the major cardiovascular disorders. Futura, Mount Kisco
2. Epstein F (1982) The role of protective factors. In: Mathes P, Halhuber MJ (eds) Controversies in cardiac rehabilitation. Springer, Berlin Heidelberg New York
3. Halhuber MJ, Halhuber C (1983) Sprechstunde Herzinfarkt, 5. Aufl. Gräfe & Unzer, München
4. Halhuber MJ, König K (1983) Die Aufgaben der Psychologen in der kardiologischen Rehabilitation. Schwarz, Monheim
5. Siegrist J (1982) The role of social factors – behavior patterns or risk situations? In: Mathes P, Halhuber MJ (eds) Controversies in cardiac rehabilitation. Springer, Berlin Heidelberg New York

Themenzentrierte Arztseminare – Erfahrungen in der Aus-, Fort- und Weiterbildung

J. v. Troschke

Seit 1970 führen wir themenzentrierte Seminare mit Medizinstudenten und Ärzten durch. Lehrinhalte sind Themen der medizinischen Soziologie, der medizinischen Psychologie und Sozialmedizin. Die Seminare zielen weniger auf die Vermittlung von spezifischen Kenntnissen als vielmehr auf die gemeinsame Erarbeitung von Handlungskompetenzen anhand von Teilnehmererfahrungen. Dabei geht es sowohl um mitgebrachte Erfahrungen (aus dem Berufsalltag) als auch um Erfahrungen, die während der Veranstaltung (z. B. in gruppendynamischen Übungen) gemacht werden. Kognitive Lernziele werden insofern bearbeitet, wie sie unumgängliche Voraussetzungen für angemessenes ärztliches Handeln sind (z. B. Ergebnisse empirischer Untersuchungen über Zusammenhänge zwischen sozialer Lage und Gesundheits- und Krankheitsverhalten). Zum Eigenstudium verweisen wir auf geeignete Literatur, wobei möglichst wenige, leicht erreichbare Arbeiten angegeben werden. (Teilnehmern mit weitergehenden Interessen werden auf Nachfrage gezielt weiterführende Hinweise gegeben.) Hauptziel der Veranstaltungen ist die Vermittlung von psychosozialen Handlungskompetenzen, d. h. zur offenen, problembewußten Kommunikation und Kooperation mit Patienten, Kollegen und anderen Kooperationspartnern.

In der didaktischen Konzeption unserer Seminare gingen wir aus von Erfahrungen mit der Durchführung gruppendynamischer Laboratorien und orientierten uns in der Kleingruppenarbeit insbesondere an der Methode der themenzentrierten Interaktion nach R. Cohn. Wir begannen mit Medizinstudenten und weiteten den Teilnehmerkreis aus auf Ärzte in der Fort- und Weiterbildung, Krankenpflegepersonal und Apotheker. Besonders positive Erfahrungen haben wir mit themenzentrierten Seminaren gemacht, an denen Medizinstudenten verschiedener Semester zusammen mit Ärzten und Pflegepersonal teilnahmen (z. B. zum Thema „Sterben und Tod“ im Krankenhaus).

Bedingt durch das übliche Curriculum der Universitätsausbildung sowie die übliche Struktur ärztlicher Fortbildungsveranstaltungen haben wir anfangs mit 2stündigen Seminaren gearbeitet. Bald stellte sich allerdings heraus, daß diese Zeit für eine Fortbildungsveranstaltung viel zu kurz ist und 2stündige Seminarveranstaltungen mit Studenten über ein Semester hinweg sehr unter den Unterbrechungen sowie einer gewissen Teilnehmerfluktuation leiden. Wir bevorzugen deshalb Wochenendseminare, die Freitagabend beginnen und Sonntagnachmittag enden. Wir arbeiten mit 20–30 Teilnehmern, wobei pro 10 Teilnehmer ein Dozent zur Verfügung steht. Die Seminare werden in bewirtschafteten Hütten oder einfachen Hotels durchgeführt, in einer möglichst ruhigen Gegend ohne attraktive Freizeitangebote. Wir legen sehr viel Wert darauf, daß die Teilnehmer während des gesamten Seminars anwesend sind.

Der Aufbau der Seminare ist grundsätzlich der gleiche. Der Freitagabend dient dem „unfreezing“, d.h. dem Auftauen der Teilnehmer. Durch entsprechende Vorgaben wird ein möglichst hoher Bekanntheitsgrad der Teilnehmer untereinander erreicht sowie ein intensiver, vorwiegend emotionaler Einstieg in das Thema. Hierzu verwenden wir alternativ 2 Übungen: das „minilab“ und den „fishbowl“. Beide sollen später ausführlicher anhand eines Beispiels beschrieben werden. Der 1. Abend endet mit informellen Gesprächen der Teilnehmer.
Am 2. Tag beginnt die eigentliche Arbeit, wobei wir grundsätzlich mit dem *Stimuluskonzept* arbeiten, d.h. der Provokation intensiver und offener Teilnehmerdiskussionen durch einen dem Problem angemessenen „input“ (z.B. Film, Übung, Fragebogen etc.). Die anfänglich unstrukturierten, offenen Diskussionen werden zu einem jeweils angemessenen Zeitpunkt von den Dozenten zentriert auf übertragbare Ergebnisse. Am letzten Tag sollen die Teilnehmer Konsequenzen aus der Seminararbeit für ihre Praxis herausarbeiten.
Dieses 3tägige Seminarkonzept ist sicherlich zu kurz für die umfassende Bearbeitung komplexer Themen (wie z.B. „Umgang mit Sterben und Tod“). Längere Seminare scheitern aber zumeist daran, daß die Teilnehmer zu wenig Zeit haben. So liegt der Hauptgewinn der Veranstaltung für die meisten Teilnehmer in einer differenzierten Problematisierung, die zu weiterem Nachdenken und Diskutieren anregen soll. Optimal sind mehrere, aufeinander aufbauende Wochenendseminare mit festem Teilnehmerkreis (wie wir sie in der Weiterbildung von Apothekern zum Thema Gesundheitserziehung durchführen).
Innerhalb dieser Grundkonzeption sind vielfältige Variationen möglich, wobei wir grundsätzlich immer induktiv vorgehen, aufbauend auf eigenen Erfahrungen, und am Ende verallgemeinernde und übertragbare Ergebnisse gemeinsam herausarbeiten.
Um unseren Ansatz themenzentrierter Seminare deutlicher und verständlicher zu machen, sollen anschließend beispielhaft einige unserer Seminare kurz skizziert werden.

Wochenendseminar: Einführung in das Studium der Medizin

Dieses Seminar führen wir nun schon seit fast 7 Jahren mit Erstsemesterstudenten der Medizin auf der Fachschaftshütte der Universität Freiburg durch. In diesem Seminar geht es darum, die Verhaltensunsicherheiten am Anfang des Medizinstudiums aufzuarbeiten und Möglichkeiten zur selbstbestimmten Gestaltung des Studiums aufzuzeigen. Wir beginnen dieses Seminar am Freitagabend mit einer Übung, genannt „minilab“. Die Teilnehmer (zumeist 30) versammeln sich im Plenum und werden nach einer Einführung und Begrüßung kurz über den Sinn der Übung informiert. Es geht darum, möglichst viele Teilnehmer kennenzulernen und erste Erfahrungen im offenen Gedankenaustausch zu machen. Schließlich wollen wir Dozenten uns über die Erwartungen der Teilnehmer informieren. Hierzu gehen wir in verschiedenen didaktischen Schritten vor. Zuerst werden Dreiergruppen gebildet, wobei die Spielregel ist, daß jeder sich 2 Teilnehmer suchen soll, die er noch nicht kennt[1]. Als Thema für ein 15minütiges

1 Die Dozenten beteiligen sich an der Übung.

Gespräch geben wir vor: „Warum studiere ich Medizin?" Nach 15 min unterbricht der die Übung leitende Dozent die Gespräche und fordert die Teilnehmer auf, neue Dreiergruppen zu bilden. Diesmal, um das Thema zu besprechen: „Was ist mir am Anfang des Studiums besonders schwer gefallen?" Als dritter Schritt werden die Teilnehmer aufgefordert, sich für ein Zweiergespräch einen andersgeschlechtlichen Partner zu suchen (bei ungleicher Verteilung von Männern und Frauen bleiben dann einige übrig, die gleichgeschlechtliche Gesprächsgruppen bilden müssen). Das Thema ist: „Eigene Erfahrungen bei Versuchen, mit Fremden ins Gespräch zu kommen". Die Übung endet damit, daß noch einmal neue Dreiergruppen gebildet werden zur Bearbeitung der Frage: „Was erwarte ich von diesem Seminar?" Nach 15 min werden jeweils 2 Dreiergruppen zusammengefaßt, um ihre Diskussionsergebnisse auszutauschen. Schließlich setzt man sich im Plenum wieder zusammen und tauscht aus, welche Erfahrungen man während der Übung gemacht hat, wie man sich gefühlt hat, wie leicht bzw. schwer es einem gefallen ist, miteinander ins Gespräch zu kommen etc.
Diese Übung eignet sich auch, um Lernziele bzw. Lernerwartungen der Teilnehmer an ein Seminar schrittweise zu konkretisieren. Die Fragen für die nacheinander gestaffelten Dreiergespräche lauten dann:

- „Was kann ich besonders gut?"[2]
- „Was kann ich nicht so gut?"
- „Was möchte ich auf dem Seminar lernen?"
  (Nach den Kriterien machbar, überprüfbar, übertragbar.)

Abschließend schreiben die Teilnehmer ihre Lernziele auf ein Blatt Papier (DIN A 5), stellen ihr Lernziel nacheinander dem Plenum vor und heften ihren Zettel an eine Pinwand. Der Dozent kann dann die Lernziele ordnen und zu den vorgesehenen Arbeitsschritten im Seminar in Bezug setzen. Während der Seminararbeit und am Ende kann man feststellen, inwieweit die Lernziele wirklich erarbeitet wurden.

Wochenendseminar: Umgang mit Sterben und Tod im Krankenhaus

Mit diesem Seminar haben wir die besten Erfahrungen in der Teilnehmerzusammensetzung: Studenten, Ärzte, Pflegepersonal. Hier verwenden wir als Einstiegsübung den sog. „fishbowl". Die Teilnehmer setzen sich in einen offenen Kreis und werden aufgefordert, sich in einer kurzen Nachdenkpause (2–3 min) an eine eigene Erfahrung in bezug auf Sterben und Tod im Krankenhaus zu erinnern. Die Übung sieht dann so aus, daß die Teilnehmer in offener Reihenfolge (d. h. jeder dann, wenn er Lust dazu hat, und nicht im Kreis herum) ihren Namen sagen und sich mit der Mitteilung ihrer Erfahrung den anderen vorstellen. Wichtig ist, daß der Dozent die Spielregel vorgibt, daß zwar klärende Rückfragen erlaubt sind, aber eine Diskussion der mitgeteilten Erfahrungen der späteren Seminararbeit vorbehalten ist. Durch entsprechende Beleuchtung sollte gewährleistet sein, daß eine „besinnliche" Stimmung entsteht. Es zeigt sich, daß die

2 Im Zusammenhang mit dem Thema des Seminars (z. B. ärztliche Gesprächsführung).

offene Mitteilung problematischer Erfahrungen auf andere Teilnehmer eine sehr stark motivierende Wirkung hinsichtlich der eigenen Offenheit hat. Die Übung ist sehr gut geeignet zur Einstimmung in ein Problemfeld und liefert in der Regel viel „Material" für spätere Diskussionen. Es ist wichtig, daß der Dozent darauf achtet, daß kein Gruppendruck entsteht und Teilnehmer, die sich in dieser Anfangssituation nicht mitteilen wollen oder können, „in Ruhe gelassen" werden. Auch an dieser Übung beteiligen sich die Dozenten.

Seminar: Ärztliche Entscheidungskonflikte

In diesen Seminaren bearbeiten wir konkrete Fälle, die unter ethischen und rechtlichen Gesichtspunkten diskutiert werden, um Entscheidungs- und Verhaltensalternativen für den Arzt aufzuzeigen zu Themen wie: Aufklärung kranker Patienten, passive oder aktive Sterbehilfe, Durchführung von Sterilisationen oder Schwangerschaftsabbrüchen, Aufdeckung von Kindesmißhandlungen oder ärztlichen Kunstfehlern etc.). Zur Stimulation der Diskussion werden schriftliche Fallvorgaben verteilt und nach der Lektüre durch die Teilnehmer (wobei sie dazu aufgefordert werden, sich zu überlegen, wie sie sich entscheiden würden) diskutiert [1].

Seminar: Erhebung von Sozialanamnesen

Diese Seminare führen wir mit Studenten, aber auch mit Ärzten durch. Wir haben dazu einen Film produziert: "Sozialanamnese" (Medithek), in dem die Lebenssituation eines Automechanikers beschrieben und die Erhebung einer Sozialanamnese durch einen Arzt dargestellt wird. In einem 3. Teil werden Verhaltensalternativen in der Gesprächsführung dargestellt und diskutiert. Wir zeigen den Film in 3 Teilen, wobei wir jeweils anschließend eine offene Diskussion mit den Teilnehmern führen. Zu dem Film wurde eine Broschüre produziert, in der konkrete Anregungen und Empfehlungen formuliert wurden. Sofern die Zeit dafür ausreicht, führen wir anschließend Rollenspiele durch. Dabei empfiehlt es sich, Problemvorgaben zu nehmen, die für den Teilnehmer, der die Rolle des Patienten übernimmt, nachvollziehbar und spielbar sind (z. B. das Problem der sog. Notlagenindikation bei einer ungewollten Schwangerschaft).

Wochenendseminar: Möglichkeiten und Grenzen der ärztlichen Gesundheitsberatung

In Zusammenarbeit mit einer Pharmafirma (Pharma-Schwarz) haben wir eine Reihe von Wochenendseminaren durchgeführt, um Ärzten das notwendige Problembewußtsein über Ursachen gesundheitsschädigender Verhaltensweisen zu vermitteln und ihnen Möglichkeiten der Verhaltensbeeinflussung im Rahmen der ärztlichen Praxis aufzuzeigen [2]. Diese sehr wichtigen Seminare mußten leider eingestellt werden, da die Nachfrage der Teilnehmer nur sehr gering war.

Dies ist insofern überraschend, als sowohl von den Berufsorganisationen die Bedeutung der Gesundheitsberatung durch den Arzt immer wieder betont wird wie auch eine von uns durchgeführte Repräsentativbefragung ein grundsätzlich hohes Interesse der Ärzte an diesbezüglichen Fortbildungsveranstaltungen erbrachte. In der Konkurrenz zu anderen Themen entscheiden sich aber dann, „wenns ernst wird", immer nur diejenigen, die sich auch schon bisher mit derartigen Themen und Fragestellungen in ihrer Praxis aktiv beschäftigt haben.

Wochenendseminar: Emotionale Aspekte der körperlichen Untersuchung

Einer meiner Assistenten, Herr Dr. Hildebrand, hat eine Seminarkonzeption entwickelt und inzwischen mit mehreren Studentengruppen erfolgreich erprobt, in der in Form einer Selbsterfahrungsgruppe Studenten die üblichen körperlichen Untersuchungen wechselseitig an sich durchführen (vom Augenspiegeln über die Auskultation bis zur rektalen und genitalen Untersuchung). Die Bearbeitung innerer Widerstände und die emotionalen Erfahrungen in den Rollen als „Arzt" und „Patient" sollen den späteren Ärzten ermöglichen, selbstbewußter körperliche Untersuchungen durchzuführen und die Situation ihrer Patienten dabei besser zu verstehen.
Soweit einige ausgesuchte Beispiele. Es kam uns dabei v. a. darauf an, anhand der vorgestellten Seminare exemplarisch unsere Arbeitsweise zu verdeutlichen. In den gut 13 Jahren, in denen wir derartige Seminare durchführen, haben wir nicht nur positive Erfahrungen gemacht, sondern wurden immer wieder mit einigen Problemen konfrontiert, die ich an dieser Stelle kurz ansprechen möchte: Das begrenzte Interesse von Studenten und Ärzten an derartigen Veranstaltungen, in denen sie selber mitarbeiten und sich selbst einbringen müssen. Die überwiegende Mehrzahl der Aus- und Fortbildungsveranstaltungen verläuft so, daß „Experten" und „Wissenschaftler" ihre Erkenntnisse vor passiven Teilnehmern vortragen, die bestenfalls in der Diskussion einen begrenzten Zeitraum für Verständnisfragen haben. Studenten und Ärzte sind es nicht gewohnt, sich selbst einzubringen und entwickeln schnell Ängste und Abwehrmechanismen. Auch sind unser Themen zwar attraktiv und für die alltägliche Praxis von großer Bedeutung, aber sie sind auch „gefährlich". Wenn man sich näher darauf einläßt, dann kann das weitreichende Konsequenzen haben dergestalt, daß man die eigene Arbeit auch in anderen Bereichen umstellen und ändern muß. So ist es sehr viel einfacher, „leider keine Zeit zu haben" und die eigene Teilnahme „auf das nächste Mal" zu verschieben. Für viele Medizinstudenten ist es sicherlich ganz „gesund", sich nicht allzusehr auf die psychosozialen Fächer einzulassen, um so skrupelloser und selbstverständlicher sich den vorgegebenen Strukturen eines „Schein"-Studiums mit seinen Multiple-choice-Fragen zu unterwerfen. Die Teilnehmer, die kommen, haben häufig Rezepterwartungen. Sie wollen klare Verhaltensanweisungen mit nach Hause nehmen und sind enttäuscht, wenn sie erst einmal Problematisierungen vorgesetzt bekommen. Inzwischen tragen wir diesen Teilnehmererwartungen insofern Rechnung, als wir uns nicht zu schade sind, gegen Ende der Veranstaltungen konkrete Verhaltensvorschläge zu machen und „Tips" und Empfehlungen abzugeben.

Schließlich müssen wir feststellen, daß eine derartige Arbeit für die Dozenten um ein Vielfaches anstrengender ist als der für Seminarveranstaltungen übliche Frontalunterricht. In unserer Konzeption muß der Dozent bereit sein, sich selbst mit einzugeben, sein eigenes Verhalten in Frage stellen zu lassen. Er braucht eine gewisse gruppendynamische Kompetenz, um die ablaufenden Prozesse wahrnehmen und steuern zu können.
Zusammenfassend und abschließend möchte ich feststellen, daß psychosoziale Themen unseres Erachtens nur in der Form von Seminaren in Kleingruppen angemessen bearbeitet werden können. Für die notwendigen Kenntnisse ist das Studium geeigneter Literatur ergänzend und vertiefend einzusetzen. Ideal ist es, wenn Wochenendseminare hintereinander gestaffelt durchgeführt werden können, um so den Teilnehmern Aufgaben für die dazwischenliegende praktische Arbeit zu stellen und diese dann anschließend aufarbeiten zu können.

Diskussion

Fassbender: Kann man mit finanzieller Beteiligung der Ärzte an Fortbildungsveranstaltungen etwas erreichen, also die Motivation, sich an einer Fortbildungsveranstaltung zu beteiligen, dadurch erhöhen, daß sich die Ärzte mit einem eigenen Obulus an der Finanzierung beteiligen?

v. Troschke: Das ist eine Frage, die man nicht eindeutig beantworten kann. Es gilt natürlich der Grundsatz, was nichts kostet, ist nichts wert. Auf der anderen Seite zeichnen sich sehr gut verdienende Berufsgruppen dadurch aus, daß sie sehr stark auf jede einzelne Briefmarke schauen. Ich weiß da auch keine optimale Lösung. Ich weiß nur, daß ein völlig kostenloses Angebot eher dazu provoziert, rumzuräkeln, alles mies zu finden und sich zu entziehen, daß auf der anderen Seite eine völlige Kostenübernahme, die eigentlich aufgrund der Einkommenssituation drin sein müßte, nicht realistisch ist, nicht angenommen wird.

Lamprecht: Ich habe noch eine Frage zu den Nebenwirkungen Ihrer Unterrichtsweise. Ich könnte mir vorstellen, wenn da Menschen, die sich nicht kennen, ad hoc zusammengewürfelt und mit Themen konfrontiert werden, die in intime Bereiche gehen, daß das unter Umständen ängstigend sein kann. Ich würde gerne wissen, ob Sie derartige Erfahrungen gemacht haben?

v. Troschke: Ich kann da nur indirekt antworten. Herr Halhuber hat ja schon das Problem der Koronargruppen angesprochen und die verschiedenen Themen, die man da behandeln kann. Wir haben unser Bausteinprogramm, das von uns entwickelt wurde, in einer Herzinfarktklinik erprobt und haben da nach dem Stimuluskonzept verschiedene Themen angeboten, wobei wir auch die Sterbens- und Todesproblematik einbringen wollten. Als wir das in der Klinik diskutierten, lösten wir großen Widerspruch aus. Die schlugen die Hände über dem Kopf zusammen und sagten: „Um Gottes Willen, Sie können doch nicht mit Herzinfarktpatienten über Sterben und Tod reden, die haben da viel zu viel Angst, Sie könnten Reinfarkte auslösen. Das geht in unserer Klinik auf keinen Fall." Und die einzige Möglichkeit, die wir hatten, war dann, uns auf unsere Wissenschaftlerposition und Hypothesenprüfung und die in der Klinik reichlich vorhandenen Sicherungen zu beziehen. Wir haben es dann doch gewagt, diese Sterbens- und Todesthematik mit den Herzinfarktpatienten durchzuarbeiten, wobei die Patienten wohlgemerkt nicht freiwillig in diese Gruppe gekommen waren. Und hinterher – wir haben das evaluiert – war das die Sitzung, die von den Patienten am dankbarsten angenommen wurde, wo sie das Gefühl hatten, am meisten gelernt zu haben, und wo sie am meisten profitiert hatten. Kurzum, meine Erfahrungen mit der psychischen Widerstandskraft der Menschen sind eigentlich die, daß sie um eine Vielfaches größer ist, als wir immer annehmen. Also, die Erfahrung, daß in solchen Gruppen irgendwelche negativen Auswirkungen und Gefahren drinlagen oder Leute wirklich irritiert wurden, in einem Maße, daß man das nicht auffangen konnte, solche Erfahrungen habe ich in meiner Praxis – ich mache das seit 10 Jahren, habe etwa 100 Trainings durchgeführt – nicht gemacht.

Müller-Christiansen: Was Sie und Herr Renschler sagten, das waren Beiträge methodisch-didaktischer Art, die eigentlich für jedes Fortbildungsseminar, Fortbildungsbemühen der Ärzteschaft gelten. Was mich aber überrascht hat, war, daß offensichtlich erst jetzt Methoden in die Medizinsoziologie und Medizindidaktik Eingang finden, die man bereits vor 10, 15, 20 Jahren schon in der Industrie und in Wirtschaftsseminaren diskutiert hat.

Literatur

1. Troschke J von, Schmidt H (Hrsg) (1983) Ärztliche Entscheidungskonflikte, Falldiskussionen aus rechtlicher, ethischer und medizinischer Sicht, Enke, Stuttgart
2. Troschke J von, Stössel U (Hrsg) (1981) Möglichkeiten und Grenzen ärztlicher Gesundheitsberatung, Gesomed, Freiburg

Fortbildungsmodelle der medizinischen Psychologie

C. F. Fassbender

Medizinische Psychologie als Unterrichtspflichtfach im vorklinischen Abschnitt des Medizinstudiums ist im wesentlichen konzipiert als medizinwissenschaftliches Grundlagenfach (Psychologie für Mediziner), das gleichermaßen die für die künftige ärztliche Tätigkeit relevanten psychologischen Grundkenntnisse wie Elemente des ärztlich-psychologischen Handelns (Handlungskompetenz) vermitteln soll.

Für das Aufgabenfeld des praktisch tätigen Arztes, insbesondere in der allgemeinärztlichen Primärversorgung, ist jedoch der Transfer der erworbenen Wissens- und Handlungskompetenzen weder sichergestellt noch inhaltlich ausreichend.

Im Rahmen der ärztlichen Fortbildung ergibt sich von daher die Notwendigkeit, die Lernziele der medizinischen Psychologie neu zu aktualisieren und v. a. auf die Aufgabenstellungen spezifischer medizinischer Versorgungsfelder hin zu konkretisieren.

Dabei sind die von *Dahme* et al. [2] erarbeiteten *Lernziele* für das Unterrichtsfach medizinische Psychologie auch für die ärztliche Fort- und Weiterbildung grundlegend:

1. *Selbst- und Fremdwahrnehmung*
   Erkennen und Einbeziehen von persönlichen Bedürfnissen und affektiven Reaktionen in der kommunikativen Beziehung zum Patienten
2. *Problembewußtsein für medizinisch-psychologische Methoden*
   Kenntnis und Kritikfähigkeit gegenüber psychologischen Sachverhalten
3. *Psychologisch aufgeschlossene Haltung dem Patienten gegenüber*
4. *Kenntnis und Aneignung der wichtigsten Elemente ärztlich-psychologischen Handelns*
   Ärztliche Gesprächsführung, psychologische Aspekte des Therapierens, Grundlagen von Beratung und Therapie
5. *Professionelle Kooperation*
   Erkennen der Notwendigkeit kollegialer Zusammenarbeit mit anderen Facharztgruppen und mit Vertretern anderer Gesundheitsberufe.

Besonders hinsichtlich der Lernziele 1–4 ist festzustellen, daß das Interesse, in diesen Bereichen erweiterte Kenntnisse und größere Handlungskompetenz zu erwerben, v.a. bei niedergelassenen Ärzten in einem starken Maße zunimmt. Kennzeichnend für nahezu alle psychologischen und psychosomatischen Fortbildungsangebote ist jedoch, daß an erster Stelle bzw. ausschließlich eine Erweiterung und Vertiefung der psychologischen Handlungskompetenz des *einzelnen* Arztes angestrebt wird. Im Sinne einer „2-Personen-Psychologie“ soll der Arzt ausschließlich für die Wahrnehmung und Steuerung relevanter psychologischer Zusammenhänge in der Zweierbeziehung Arzt-Patient sensibilisiert und befähigt werden.

Die unter wesentlichen Aspekten der Patientenversorgung erforderlichen Fähigkeit des Arztes zur *multiprofessionellen Zusammenarbeit* (Lernziel 5) ist dagegen ein noch weitgehend untergeordneter und unterbewerteter Gegenstand sowohl in der ärztlichen Ausbildung wie in der Fortbildung.

Erst seit wenigen Jahren bildet sich ein zunehmendes Bewußtsein für die Notwendigkeit einer verstärkten professionellen Kooperation, v. a. im Bereich der primären Gesundheitsversorgung: Der Bedarf an selbständigen praktischen Diensten von Psychologen in verschiedenen medizinischen Versorgungsbereichen, die Notwendigkeit zur Ausweitung dieser Dienste, wird immer deutlicher erkennbar. Bei der Ärzteschaft ist die Bereitschaft gewachsen, bestimmte Problemstellungen durch Psychologen bearbeiten zu lassen bzw. in Kooperation mit diesen zu lösen [2].

Dieser Entwicklung folgend hat sich inzwischen die Medizinische Psychologie über ihre Bedeutung als Lehrfach hinaus zunehmend den in der Gesundheitsversorgung bestehenden *Praxisaufgaben* zugewandt [7, 8]. Medizinische Psychologie ist in ihrem Selbstverständnis nicht mehr nur *„Psychologie für Mediziner“,* sondern versteht sich mehr und mehr als eine eigenständige *„Psychologie innerhalb der Medizin“,* wie sie im Interesse einer erforderlichen interdisziplinären Krankenversorgung in den angelsächsischen Ländern schon seit längerem etabliert ist (enge Zusammenarbeit vor allem von „general practitioners“ und klinischen Psychologen). Der Einsicht in den Bedarf vermehrter interdisziplinärer Versorgungsaufgaben folgend hat sich innerhalb der „Gesellschaft für Medizinische Psychologie“ inzwischen eine Praxiskomission konstituiert, die eine Bestandsaufnahme der Praxis medizinischer Psychologen erstellen und Konzepte zur Verbesserung zwischen Klinkern verschiedener Disziplinen, niedergelassenen Ärzten und medizinischen Psychologen erarbeiten soll.

Die Einbeziehung des Lernzieles *professionelle Kooperation* soll daher im folgenden als eine ganz zentrale und dringende Aufgabe künftiger Ärztefortbildung herausgestellt werden. Die gemeinsamen Aufgaben ärztlich-psychologischer Zusammenarbeit sollten in künftigen *interdisziplinären Fortbildungen* vermehrt thematisiert und hinsichtlich ihrer Praxisbedeutung erprobt werden.

Dabei ist besonders an eine Zusammenarbeit in den Bereichen der *psychosozialen Patientenversorgung* und auf dem Gebiet der *Vorsorgemedizin* zu denken.

Vor den eigentlichen Überlegungen bezüglich konkreter Ansätze kooperativer Behandlungsaufgaben scheint es jedoch angebracht, einige Hinweise auf die *Problemlage* der psychosozialen Patientenversorgung wie auch auf die spezielle Bedeutung des niedergelassenen Arztes vorauszuschicken.

Die besondere Verantwortung des niedergelassenen Arztes, des Arztes für Allgemeinmedizin, über eine bloße symptom- bzw. organzentrierte Medizin hinaus, wird allgemein gesehen. Gerade in der Situation zahlreicher Spezialisierungen und Arbeitsteilungen innerhalb der naturwissenschaftlich-technischen Medizin ist dem Allgemeinarzt in bevorzugter Weise eine „ganzheitliche“ Sicht und ein emotionales Engagement für die „Gesamtpersönlichkeit“ des Kranken zugedacht. Die weitreichenden psychologischen und psychosozialen Aufgaben des Arztes haben nicht nur eine lange Tradition (Stichworte: „family medicine", „Hausarztprinzip"), sie haben auch heute, und vielleicht mehr noch als früher, eine herausragende Bedeutung.

Hierzu heißt es in dem von Dreibholz u. Haehn [4] herausgegebenen Lehrbuch der Allgemeinmedizin im einleitenden Kapitel über die „Aufgaben der Allgemeinmedizin von morgen" u. a.: „Die Allgemeinmedizin ist zentriert auf die Subjektivität und die Individualität des Menschen und auf die Wechselbeziehungen zu seinem Umfeld, d. h. zu seiner Arbeitswelt, zu seinem sozio-kulturellen Kontext und zu seiner Familie. Die Allgemeinmedizin ist eine patientenzentrierte, eine anthropologische Medizin" (a. a. O. S. 25).

Allein das berufsethische Bekenntnis zu psychosozialen Versorgungsaufgaben, die grundsätzliche Übereinstimmung über die psychologische Verantwortung des Arztes „in der ersten Linie" sollte jedoch über die *tatsächliche* Problemlage nicht hinwegtäuschen. Der erhebliche Umfang seines Aufgabenfeldes – von „Vorfelddiagnostik", Erstversorgung und Langzeitbetreuung im somatischen Bereich bis hin zur geforderten gleichzeitigen Berücksichtigung der vielfältigen psychosozialen Aspekte des Krankseins – bedeuten für den Arzt enorme, oft schwer zu bewältigende Anforderungen. Und für die tatsächliche Versorgungslage psychosomatischer Problempatienten gilt, daß diese weiterhin in einem großen Umfang unbefriedigend ist.

Die Gründe sowohl für die Problemsituation des Arztes wie für die schlechte psychosoziale Versorgungslage der Patienten sind oft genug diskutiert worden: Veränderte ärztliche Aufgabenstellungen, bedingt durch zunehmend psychosomatisch zu verstehende Krankheitsbilder, die wachsende Zahl chronifizierender und psychosozial mitbeeinflußter Krankheitsverläufe und schließlich der durch enorme medizintechnische Weiterentwicklungen entstandene diagnostische und therapeutische Leistungsumfang, das bringt besonders für die primärärztliche Tätigkeit neue Versorgungsprobleme [5].

Daß auch und gerade dem Allgemeinmediziner beim Erkennen und Behandeln versorgungsbedürftiger psychosozialer Problempatienten Grenzen gesetzt sind, wurde in jüngster Zeit unter anderem eindringlich deutlich gemacht von Linsenhoff u. Bastine [6], die dabei besonders auch auf den bekannten Bericht über die Lage der Psychiatrie in der Bundesrepublik Deutschland [1] Bezug nehmen. Dort heißt es (hier zitiert a. a. O. S. 261):

„Indem der Patient seine Beschwerden als rein somatisch versteht und darstellt, wird er selbst entlastet und meint, damit den Erwartungen des Arztes zu entsprechen. Dieser wiederum ist durch seine Ausbildung, die Abrechnungsmodi und seine knappe Zeit ebenfalls primär somatisch orientiert; er übersieht daher eher die psychischen und sozialen Ursachen der Krankheit und betreibt stattdessen eine recht aufwendige medizinische Diagnostik und medikamentöse Therapie." Und zusammenfassend: „Eine einseitige Gesundheitsaufklärung der Bevölkerung und v. a. eine einseitige Schulung der Ärzte über einen langen Zeitraum haben bewirkt, daß unser Gesundheitssystem viele eigentlich seelisch Kranke in unangemessener Weise auf die Angebote der Körpermedizin umdirigiert. Da sehr viele psychische Erkrankungen mit körperlichen Begleiterscheinungen einhergehen, werden diese Körpersymptome vielfach fälschlich in den Vordergrund der medizinischen Betrachtung gerückt und sowohl von den Patienten als auch von den Ärzten als der eigentliche Behandlungsgegenstand organisiert. Der bereitstehende technisch hochentwickelte Apparat der Diagnostik und Therapie fördert die Versuchung, die aus seelischen Konflikten und Belastungen hervorgegangenen körperlichen Beschwerden und Funktionsstörungen so zu versorgen, als stellten diese die eigentliche

Krankheit dar. Daraus ergeben sich aufwendige Fehlbehandlungen, die, weil sie an der eigentlichen Krankheitsursache vorbeizielen, obendrein zu einer Verfestigung und Verschlimmerung der Symptome beitragen. Es ist zu vermuten, daß die Fehlbehandlung von psychisch bedingten Krankheiten zu weitreichenden volkswirtschaftlichen Kosten führt, die durch eine psychodiagnostisch und -therapeutisch adäquate Versorgung verringert werden könnten."

Im gleichen Maße unbefriedigend ist bis heute auch die Situation in weiten Bereichen der *Vorsorgemedizin,* die ebenfalls einen zentralen Teil der primärärztlichen Aufgaben einnimmt (Gesundheitsberatung, Präventation, Behandlung von Risikopatienten). Auch hier ist das Problem seit langem bekannt, und es wurden Verbesserungen gefordert, so z. B. von Schettler in seiner Eröffnungsansprache auf dem Berliner Fortbildungskongreß 1979: „Volksgesundheit wird eine Aufgabe nicht nur der Naturwissenschaften, sondern auch der Sozialwissenschaften und der Geisteswissenschaften sein, die in unser ärztliches System einbezogen werden müssen. Dies sind keine hohlen Worte, sondern dahinter verbergen sich Fakten und Daten einer kalkulierbaren Kosten-Nutzen-Analyse." Obwohl Gesundheitsberatung, Prävention, Rehabilitation seit jeher wesentliche traditionelle Aufgabenbereiche der Medizin sind, wird heute immer mehr erkannt, daß „Gesundheitserziehung" nur noch interdisziplinär geleistet werden kann.
Angesichts der unzureichenden medizinischen Versorgung im psychosozialen Bereich und in der Vorsorgemedizin stellt sich nun die Frage, mit welchen Angeboten und in welchem Umfang interdisziplinäre Ansätze in der Gesundheitsversorgung sinnvoll und realisierbar erscheinen. Es ist zu fragen, welche konkreten *Versorgungsangebote* von Psychologen beigetragen werden können, die *in Form eines kooperativen Ansatzes* die primärärztliche Basisversorgung der Bevölkerung verbessern helfen.
Die Schwerpunkte psychologischer Versorgungsangebote sind v. a. im Bereich präventiver, beratender und krisenbezogener Interventionen zu sehen. Zur besseren Übersicht sollen hier 2 Versorgungsbereiche unterschieden werden, die sich in der Praxis jedoch ergänzen und überschneiden können: psychologische Beratungshilfe und Verhaltenstrainingsprogramme.

Die *Beratungshilfe* bietet sich vorwiegend an
- bei erheblichen psychosozialen Konfliktsituationen (z. B. Alterskrisen, Partnerproblemen usw.) *ohne* Zusammenhang mit körperlichen Erkrankungen
- bei somatischen Beschwerden mit erkennbarem psychosozialen Hintergrund (vegetativ-funktionelle Störungen, psychosomatische Erkrankungen im engeren Sinne)
- zur Herstellung und Aufrechterhaltung der Therapiemotivation insbesondere bei langwierigen, den Patienten belastenden therapeutischen Maßnahmen (chronische Erkrankungen, Nachsorgepatienten usw.).

Gruppentherapeutische *Verhaltenstrainingsprogramme* sind allgemein bei allen Erkrankungen in Betracht zu ziehen, die durch das *Verhalten* des Patienten verursacht oder aufrecht erhalten werden und bei denen sich eine Verhaltensänderung günstig auf den Krankheitsverlauf auswirkt. Solche gruppenpsychotherapeutischen Programme werden heute bereits in großer Zahl angeboten, v. a.
- bei Abhängigkeiten (Alkohol, Übergewicht, Nikotin) und
- bei chronischen Krankheiten (Hypertonie, koronare Herzkrankheit).

Neben den gruppentherapeutischen Angeboten für Risikopatienten ist die Arbeit mit *Patientengruppen* sinnvoll zum Erlernen von
- Entspannungsmethoden
  (autogenes Training, progressive Muskelentspannung),
- zur Streßbewältigung und als
- Selbstsicherheitstraining.

Vor allem bei Patienten mit vegetativen Befindensstörungen sind die 3 letztgenannten Therapieangebote vielfach eine entscheidende Hilfe.

Wichtig in unserem Zusammenhang ist nun aber, daß Beratungshilfe und Gruppentrainingsprogramme als allgemeines psychosoziales Versorgungsangebot durchaus schon zur Verfügung stehen (z. B. soziale Beratungsstellen, Volkshochschulkurse), daß sie aber bisher *noch kaum realisiert wurden als direkte Kooperationsangebote an die Ärzteschaft.* Die Sicherstellung einer effektiven Patientenversorgung ist jedoch am ehesten dann gegeben, wenn auch die psychosoziale Versorgung in unmittelbarer Kooperation mit dem (psychosomatisch!) behandelnden Arzt geschieht. *Im Sinne der Patienten* sollte daher gewährleistet sein, daß Ärzte und klinische Psychologen sich die Versorgungsaufgabe nicht „konkurrierend" teilen, sondern möglichst gemeinsame, koordinierte Hilfe leisten.

Bezüglich der *Organisation der Zusammenarbeit* sind in der Praxis durchaus verschiedene Kooperationsformen denkbar. Hier soll lediglich auf 2 Möglichkeiten hingewiesen werden, über die bereits Praxiserfahrungen vorliegen und die als „Modell"-Vorschläge diskutiert werden könnten.

Von Linsenhoff u. Bastine [6] wurde hierzu der Modellentwurf einer klinisch-psychologischen *Kontaktstelle* vorgeschlagen, die sich interessierten Ärzten zur Verfügung stellt und mit diesen direkt (fallbezogen) oder indirekt (Psychologen übernehmen psychotherapeutische Teilaufgaben) zusammenarbeitet. Es ist in jedem Fall an eine *gemeinsame* Behandlung gedacht, die dem Patienten vom Arzt vorgeschlagen wird, die zwischen Arzt und Psychologie inhaltlich abgesprochen wird und über deren Verlauf zwischen beiden eine ständige Rückmeldung besteht.

Eine Organisationsform der ärztlich-psychologischen Zusammenarbeit, die besonders für die Arbeit mit *Patientengruppen* geeignet sein könnte, wäre die Übernahme eines schon häufig erfolgreich erprobten Modells der *Gruppenarbeit in der ärztlichen Praxis.* Die Gruppenstunde (etwa am Abend) im Wartezimmer des Arztes hätte für Arzt, Therapeut und Patienten den Vorteil der „gewohnten Umgebung" und würde v. a. die Bedeutung der *gemeinsamen* Behandlung klar erkennen lassen. Natürlich können die Patientengruppen auch außerhalb der Praxisräume zusammenkommen, es wäre aber auch dann unbedingt wünschenswert, daß sich der oder die behandelnden Ärzte in jeweils genauer zu überlegender Form an diesen Gruppen beteiligen.

Beide hier genannten Kooperationsvorstellungen sind unter den tatsächlichen Praxisbedingungen und -möglichkeiten sicher in vieler Hinsicht anders zu gestalten und zu konkretisieren, und es gibt darüber hinaus noch eine Vielzahl denkbarer anderer Kooperationsbeziehungen. Bei jeder Kooperationsplanung sollte aber darauf geachtet werden, daß die Behandlung der Patienten wie deren Organisation nicht additiv erfolgt, sondern koordiniert, d. h. vom Arzt immer mitbetreut wird.

Abschließend stellt sich uns nun die Frage, wie solche kooperativen Versorgungsansätze im Rahmen der allgemeinen *ärztlichen Fortbildung* thematisiert und dadurch fortentwickelt werden können. Trotz zahlreicher erfolgreicher Einzelinitiativen in der kooperativen ärztlich-psychologischen Patientenversorgung gibt es viele Gründe zur Überlegung, ob und in welcher Breite das Lernziel „professionelle Kooperation" bereits „fortbildungsreif" ist.

Auch bei Einsicht in die Nützlichkeit und Notwendigkeit kooperativer Ansätze ist die Fähigkeit und Bereitschaft von Ärzten zur professionellen Zusammenarbeit sicher nicht unbedingt und generell vorauszusetzen.

Dazu nur einige kurze Stichworte: Zunächst hat der Arzt schon in seiner Ausbildung kaum gelernt, kooperativ handeln zu müssen. Er wird beruflich „sozialisiert" zur alleinigen Eigenverantwortung bzw. zur Delegation von Verantwortung. Entsprechend nimmt auch bei Medizinstudenten (selbst wenn sie sich schon intensiv mit Psychologie befaßt hatten) das Lernziel „professionelle Kooperation" mit Abstand den letzten Rang ein [9]. Aber auch in der psychosomatischen und psychologischen Fortbildung erhält der Arzt Angebote, die fast ausschließlich seine persönliche Handlungskompetenz in der Zweierbeziehung Arzt–Patient erweitern sollen. Weitere Kooperationshinderungsgründe reichen etwa vom System der Einzelniederlassung des Arztes bis hin zu ganz persönlichen (und damit auch akzeptablen) Vorbehalten, etwa wenn es einem Arzt nicht ganz behagen will, sein Wartezimmer in einen Gruppentherapieraum umzufunktionieren.

Aus diesen Überlegungen heraus, und auch unter didaktischen Aspekten sollen abschließend noch einige Punkte genannt werden, die bei der Einbeziehung des Lernziels „professionelle Kooperation" in die allgemeine Fortbildung bedacht werden sollten:

1. Es sollten keine „maßgeschneiderten Modelle" angeboten werden. (Gerade bei der Diskussion bereits vorhandener Kooperationsmodelle kommen gleich die ganz großen Einwände und Widerstände).
2. Das heißt, es ist „auf den Punkt Null zurückzukommen" und den Fortbildungsteilnehmern zu ermöglichen, Inhalt und Form kooperativer Angebote selbst zu entwickeln. (Ärzte wenden sich zunehmend gegen eine Normierung ihrer Fortbildungsinhalte durch Spezialisten, mit Sicherheit auch durch „psychologische Spezialisten.")
3. Der Bezug zur konkreten Arbeitssituation des einzelnen Teilnehmers (Patientenstruktur, Praxisorganisation, Spezialisierungen u. a.) sollte nie verloren werden. Die Einbeziehung eines Lernzieles muß ausgehen von „Meier, Müller, Schulze", von deren persönlichen Handlungsmöglichkeiten, Erwartungen und Bedürfnissen, sonst ist die Fortbildung so gut wie gescheitert.
4. Die Indikationen für kooperative Behandlungsansätze sollten möglichst an konkreten Fallbeispielen von psychosozial versorgungsbedürftigen Patienten erarbeitet werden. („Kummerkasten-Modell": Der Arzt fragt, wie durch psychologische Hilfe die Behandlung des Patienten optimiert werden kann.)

Insgesamt wäre von einer künftigen psychosomatischen Ärztefortbildung zu erwarten, daß dem Arzt *Anregungen* gegeben werden, seine Aufgabe einer Integration medizinischer, sozialer und psychologischer Hilfen auch auf *kooperativer Basis* wahrzunehmen. Die Einbeziehung des Lernzieles „professionelle Kooperation" wird mit zu einem Gütekriterium künftiger Fortbildung.

Zusammenfassung

Konkrete Kooperationsmöglichkeiten von Psychologen und praktischen Ärzten bzw. Ärzten für Allgemeinmedizin – inhaltliche Bestimmung von gemeinsamen Behandlungsaufgaben und organisatorische Formen der Zusammenarbeit – sind bislang noch kaum Gegenstand allgemeinärztlicher Fortbildung.
Bisherige psychologische Fortbildungsbeiträge beinhalten vorwiegend eine Wissenserweiterung bzw. Sensibilisierung hinsichtlich psychologischer Aspekte des ärztlichen Handelns, v. a. mit dem Ziel einer Optimierung der verbesserten Zusammenarbeit des einzelnen Arztes mit seinen Patienten (2-Personen-Psychologie).
Fortbildungsangebote, die lediglich das psychologische Wissen und die psychologische Handlungskompetenz des einzelnen Arztes optimieren helfen, sind jedoch für den Bereich der primärärztlichen-präventiven Patientenversorgung allein nicht ausreichend. Das zumindest aus 2 Gründen:

1. Der tatsächliche (statistisch erwiesene) Umfang versorgungsnotwendiger psychosozialer Problemfälle in allgemeinärztlichen Praxen kann durch den einzelnen Arzt nicht bewältigt werden.
2. Gesundheitsvorsorgende und behandlungsbegleitende Maßnahmen (z.B. verhaltenstherapeutische Gesundheitstrainings, Interventionen zur Befolgung verordneter medizinischer Maßnahmen) sowie psychosoziale Beratung und Krisenintervention erfordern (auch bei noch nicht psychotherapiebedürftigen Problempatienten) eine besondere methodisch-psychologische Qualifikation und einen oft erheblichen Zeitaufwand, der den niedergelassenen Arzt im Rahmen seiner Behandlungsaufgaben überfordert.

Künftige allgemeinärztliche Fortbildungsprogramme sollten daher verstärkt konkrete Realisierungsmöglichkeiten der professionellen Kooperation zwischen Allgemeinärzten und Psychologen erarbeiten und experimentieren. Aus *interdisziplinären* Fortbildungsplanungen heraus, die einen gegenseitigen Lernprozeß von Arzt *und* Psychologen möglich machen, sollten Inhalt und Form verbesserter Kooperationsbeziehungen entwickelt werden.

Diskussion

v. Troschke: Aus meiner Perspektive ist mir das ein bißchen wenig. Bei Meier, Müller, Schulze, wie Sie formulieren, Unsicherheit zu induzieren, das vage Angebot zu machen, daß man, wenn die dann kommen, schon mit ihnen gemeinsam irgendwelche Probleme lösen könnte, klingt, um es mal so konfrontierend zu formulieren, ein bißchen arg nach Konzeptlosigkeit. Ich verstehe eigentlich die Notwendigkeit der konkreten Arbeit im Aus- und Fortbildungsfeld in einer anderen Richtung: Nicht irgendwelche Modelle zu machen, sich dann daran festzuhalten und das nun so zum Heiligtum zu erklären, sondern konkrete Konzeptionen zu entwickeln, mit denen man sich dann auch konfrontierend auseinandersetzen kann, wo man auf den Tisch legt: das und das haben wir zu bieten, und derjenige, dem man das anbieten will, dann auch sagen kann: „Nein, dieses gefällt mir überhaupt nicht, das will ich gar nicht haben, aber das andere interessiert mich, und prüfen wir mal, ob das, was Du da anzubieten hast, für mich etwas bringt oder nicht bringt." Ich glaube, daß wir mit pauschalen Angeboten wenig Freunde finden werden.

Fassbender: Darauf nur kurz geantwortet: Auch ein pauschales Angebot, wie Sie es nennen, kann ein Konzept sein, und das Konzept ist: Der Arzt hat Probleme, er spricht nur nicht darüber, oder er weiß sie nicht zu artikulieren, aber er hat sie. Und da muß ich ihm, ausgehend von seiner Problemsicht, Artikulationshilfe geben.

Wesiack: Sie haben sicherlich ganz recht. Wir müssen die Ärzte erst mal dazu bekommen, ihre Probleme zu artikulieren. Nur glaube ich, daß das aus 2 Gründen in dieser Form, wie Sie es gerne hätten, schwierig sein wird. Der erste Grund ist der, daß der Arzt heute noch erzogen ist als Doktor, als Wissender, als derjenige, der, ja wenn Sie so wollen, „Halbgott in Weiß" ist. Er hat von Halbgöttern am Katheder gelernt, wie großartig Medizin praktiziert wird, und er hat in seinem Selbstverständnis gelernt, daß er eigentlich nicht fragen darf, sondern nur Antworten zu geben hat. Deswegen ist es sehr schwer, Kollegen dahin zu bringen, auch Probleme zu artikulieren. Es geht schon, aber es geht nur dort, wo ein ganz ausgesprochenes Vertrauensverhältnis besteht, also in gut arbeitenden Gruppen, in Seminaren, wo dann die Kollegen sehr wohl ihre Probleme artikulieren. Und jetzt kommt das zweite: Ich glaube, das geht relativ gut, wenn die Gruppenleiter, die Seminarleiter oder die Berater, wie wir es nennen wollen, Ärzte sind, die die Probleme kennen und denen gegenüber die Kollegen Vertrauen haben. Ich glaube, daß es fast nicht möglich ist, wenn in dieser Rolle Psychologen auftreten. Da sind so starke emotionale, berufspolitische und sonstige Barrieren, daß ich mir da einen Zugang von Psychologen, so gut er gemeint sein mag, kaum vorstellen kann.

v. Troschke: Ich würde in eine ähnliche Richtung argumentieren und sagen, wenn der Psychologe da auftritt, dann muß er sich anders verhalten, konkretere Angebote machen. Und da möchte ich ein Beispiel aus einem ganz anderen Feld nennen, nämlich Unternehmenstrainings, die wir gemacht haben, etwa zum Problem Vorgesetzter – Untergebener. Wenn man da auftritt und sagt: „Was haben Sie denn so für Probleme?", und die dann meinetwegen in Rollenspielen darstellen läßt und immer klug kommentiert, sich eigentlich aber distanziert und draußen hält, dann kommt man in eine ganz schlechte Position. Wenn man aber einen anderen Einstieg wählt, indem man sich konkret stellt und sagt: „Ich würde in einer solchen Situation mich so und so verhalten, ich spiele Ihnen das jetzt mal vor", und sich dann wirklich greifbar macht, dann ist das ein Modell – jetzt wieder hier auf unser Problemfeld übertragen –, bei dem, so glaube ich, ein Psychologe sehr gut akzeptiert werden kann, wenn der Psychologe eben zeigt, wie er das machen würde, wie er mit einer solchen Situation umgehen würde, welche Lösungen er anzubieten hat. Deshalb meine Forderung nach Konkretisierung.

Literatur

1. Bericht über die Lage der Psychiatrie in der Bundesrepublik Deutschland (1976) – Zur psychiatrischen und psychotherapeutisch/psychosomatischen Versorgung der Bevölkerung. Deutscher Bundestag, Drucksache 7/4200
2. Dahme B, Ehlers W, Enke-Ferchland E et al. (Hrsg) (1977), Lernziele der Medizinischen Psychologie, Empfehlungen zu den Zielen und Methoden des Unterrichts. Urban & Schwarzenberg, München
3. Dreibholz J (1980) Neue Wege allgemeinärztlicher Fortbildung. Schriftenreihe des Berufsverbandes der Praktischen Ärzte und Ärzte für Allgemeinmedizin, S 9
4. Dreibholz J, Haehn KD (Hrsg) (1983) Hausarzt und Patient, Lehrbuch der Allgemeinmedizin. Schlütersche Verlagsanstalt, Hannover
5. Fassbender CF (Hrsg) (1981) Arzt-Patient-Zusammenarbeit. Boehringer, Mannheim
6. Linsenhoff A, Bastine R (1982) Modell einer kooperativen Kontaktstelle zur Behandlung psychischer Störungen – klinisch-psychologische Versorgung in der ersten Linie: Zusammenarbeit von Psychologen mit praktischen Ärzten/Ärzten für Allgemeinmedizin. Verhaltensther Psychosoz Prax 14/2: 257–273
7. Pohlmeier H (1981) Wende zur psychologischen Medizin? Eine Standortbestimmung des Faches Medizinische Psychologie. MMW 123/10: 367–368
8. Schmidt LR (1980) Medizinische Psychologie. Med 98/30/31: 1137–1138
9. Wildgrube K (1978) Resonanz der Lernziele der Medizinischen Psychologie bei Medizinstudenten, Ergebnisse einer Umfrage. Med Psychol 3: 197–198

Lehren und Lernen in der klinischen Psychosomatik

H. Neun

Dieser Beitrag behandelt Probleme der Fort- und Weiterbildung von Ärzten, die in verschiedenen Behandlungseinrichtungen psychosomatisch tätig sind. Sie alle sind vom Geist und der Lehre einer Medizin geprägt worden, die sich seit einem Jahrzehnt wieder in der Phase eines Umbruchs befindet [42].
Veröffentlichungen aus dem Bereich der Didaktik in der Medizin [9, 10, 53] machen deutlich, daß dieses Fach an den deutschen Universitäten noch wenig Fuß gefaßt hat und aktuelle Beiträge zur Reform der ärztlichen Aus- und Weiterbildung bisher wenig berücksichtigt wurden.
Nach einer kurzen Darstellung der institutionellen Arbeitsbedingungen und Behandlungskonzeptionen in der klinischen Psychosomatik werden Lernziele und Lehrmethoden in diesem Bereich diskutiert und mit Veröffentlichungen aus dem angloamerikanischen Raum verglichen, die Renschler et al. dem deutschen Leser zugänglich gemacht haben [53].

Klinische Psychosomatik

Psychosomatisch tätige Ärzte können in recht unterschiedlichen Versorgungsmodellen tätig sein [48]:

1. Im Bereich der *medizinischen Psychosomatik,* also entweder in eigener Praxis als kassenärztliche Vertragsärzte oder in medizinischen Kliniken mit der z. B. üblichen Organisationsstruktur. Unser Wissen darüber, wie ein psychosomatisches Konzept unter diesen Arbeitsbedingungen verwirklicht werden kann, ist gering und beschränkt sich auf wenige Veröffentlichungen [62].
2. In psychosomatischen *Konsultationsdiensten* ohne Bettenstationen.
3. In psychosomatischen *Fachabteilungen* mit Bettenstationen und z. T. angeschlossenen klinikinternen Konsultationsdiensten.
4. In psychosomatischen *Fachkliniken.*

Im Rahmen des deutschen Kollegiums für psychosomatische Medizin (DKPM) wurde eine Erhebung durchgeführt, die noch nicht abgeschlossen ist (Tabelle 1 u. 2). Vorläufig kann folgendes festgestellt werden:
Die Arbeitsbedingungen für die Konsultationsdienste und an den Fachabteilungen sind überwiegend universitär, mit relativ kleinen Bettenstationen bei den Fachabteilungen. Bei den Fachkliniken überwiegt die private Trägerschaft mit marktwirtschaftlicher Orientierung, sie tragen aber die Hauptlast der stationären psychosomatischen Versorgung. Ärzte an Fachabteilungen und Fachkliniken müssen mit anderen Berufsgruppen kooperieren. Ein relativ günstiger Personalschlüssel ermöglicht ihnen einen regelmäßigen Informationsaustausch, eine

Koordinierung und Kooperation durch Teilnahme an Konferenzen, Fallbesprechungen einschließlich Supervision. Neben konkreten Details der inneren und äußeren Organisationsstruktur interessierte eine Arbeitplatz- und Rollenbeschreibung für einen Arzt in den genannten Einrichtungen [47].

Tabelle 1. Klinische Psychosomatik

Versorgungssystem	Anzahl [a]	Träger	Behandlungskapazität pro Station (insgesamt)	Grundberufe
I. Medizinische Psychosomatik				*Ärzte* Psychologen
ambulant	?	freiberuflich	?	
stationär	?	?	?	
II. Fachkonsultationsdienste	11	9 universitär	?	*Ärzte* Psychologen
III. Fachabteilungen	18	10 universitär	10–24 (456)	*Ärzte* Psychologen Schwestern/Pfleger Sozialarbeiter Beschäftigungstherapeuten
IV. Fachkliniken	17	12 privat	19–25 (2169)	*Ärzte* Psychologen Schwestern/Pfleger Beschäftigungstherapeuten Sozialarbeiter Physiotherapeuten

[a] Erfaßt 1978/79.

Tabelle 2. Klinische Psychosomatik

Versorgungssystem	Schlüssel Patient/Therapeut	„Teamarbeit" (Stunden pro Woche)	Fortbildung für Ärzte (wöchentlich)	für Nichtärzte
I. Medizinische Psychosomatik	?	?	?	?
II. Fachkonsultationsdienste (n = 11)	?	2–17	6	5
III. Fachabteilungen (n = 18)	7:1 (Arzt) 7:1 (Schwestern)	2–20	14	14
IV. Fachkliniken (n = 17)	9:1 (Arzt) 9:1 (Schwestern)	2–11	12	14

Darüber hinaus wurde nach den Behandlungskonzepten gefragt, auch wenn eine gewisse Diskrepanz zur tatsächlichen Praxis der Versorgung in Rechnung gestellt werden kann. Für die Lernzielentwicklung ist von Interesse, daß offenbar differente Problemlösungswege angestrebt werden (Tabelle 3).

Tabelle 3. Ergebnisse einer Fragebogenerhebung

Krankheitsverständnis	Konsultationsdienste n = 11	Fachabteilung n = 17	Fachkrankenhaus n = 16
Psychoanalytisch	6	16	15
Psychoanalytisch und integrativ	2	3	3
Psychoanalytisch, tiefenpsychologisch, organisch und Verhaltenstherapie	1		2
Hauptsächlicher Wirkungsfaktor in der Behandlung			
Eine Methode	4	5	4
Die Kombination von Methoden	6	12	10
Faktoren des klinischen Settings / die Beziehung Patient – therapeutisches Team	1	12	10
Die Beziehung des Patienten zu einer Person (Bezugsperson)	2	5	4
„Alles“	1		1
Methodenkombination			
A medizinische Verfahren			
B sozialtherapeutisches Verfahren			
C psychotherapeutisches Verfahren			
A/C	2 (1)[a]	3 (3)[a]	3
B/C	2 (1)[a]	5 (4)[a]	4 (3)[a]
A/B/C	3 (2)[a]	9 (8)[a]	10 (9)[a]
C	6	1 (0)[a]	0 (0)[a]
Simultan	2	12 (11)[a]	12
Stufenweise	0	1 (0)[a]	3
Keine Angaben	2	5	4

[a] Allein diese Kombination.

Die überwiegende Mehrzahl der befragten Einrichtungen legt ihrem Behandlungskonzept ein psychoanalytisches Krankheitsverständnis zugrunde. Unterschiedlich sind die Auffassungen darüber, was der hauptsächliche Wirkungsfaktor in der Behandlung ist. In Konsultationsdiensten und Fachabteilungen werden psychosomatisch orientierte Methoden bzw. Methodenkombinationen angewandt. In über der Hälfte der Fachabteilungen und Fachkliniken hat sich ein gruppen- bzw. milieutherapeutisches Konzept durchgesetzt. Ein nicht unerheblicher Teil von Fachabteilungen und Fachkliniken vertritt darüber hinaus die Ansicht, daß die Existenz einer konstanten Bezugsperson – auch einer nichtprofessionellen – den therapeutischen Prozeß wesentlich beeinflußt. Die Kombination von medizinischen, sozialtherapeutischen und psychotherapeutischen Verfahren ist in Fachabteilungen und Fachkliniken mehrheitlich die Regel.

Der Untersuchungsansatz der oben dargestellten Erhebung im Bereich der klinischen Psychosomatik entspricht der in der Medizindidaktik immer wieder erhobenen Forderung nach gründlicher Identifizierung der Lernbedürfnisse von Ärzten in bestimmten Arbeitssituationen [52, 53]. So leiten Renschler et al. eine umfangreiche Literaturübersicht mit dem folgenden Satz ein: „Die ärztliche Aus- und Weiterbildung muß unmittelbar auf die Anforderungen der ärztlichen Tätigkeit bezogen sein". Die Verflechtung institutioneller Rahmenbedingungen mit besonders ausgewählten Patientengruppen und unterschiedlichen therapeutischen Behandlungsansätzen läßt erwarten, daß Lernziele und -wege für Ärzte in den genannten psychosomatischen Versorgungsbereichen unterschiedlich sein werden. Vergleichende Untersuchungen, wie etwa jene bei praktischen Ärzten und Fachärzten [59], stehen bisher aus.

Lernziele

Auch wenn die Arbeitsplatzbedingungen und die Rolle des Arztes in den genannten Institutionen besser als bisher definiert werden sollten, bleibt das Problem, einen geeigneten Bewerber auszuwählen und für seine Aufgaben fort- und weiterzubilden.
Über die Zulassung zur ärztlichen Berufsausbildung entscheidet in der BRD ein Auswahlverfahren der Universitäten, in das neue Vorschläge der Medizindidaktik noch keinen Eingang gefunden haben [42]. Woher beziehen aber die für die Einstellung und die Fort- und Weiterbildung verantwortlichen Ärzte in psychosomatischen Einrichtungen ihr Wissen um die Eignung des zukünftigen Mitarbeiters? Welche seiner Fähigkeiten sollten gefördert werden?
Die Fort- und Weiterbildung ist eine Aufgabe der ärztlichen Standesorganisationen der Länder. Zur Fortbildung ist jeder Arzt durch die Berufsordnung verpflichtet.
So lesen wir im Anhang zur Satzung der Akademie für ärztliche Fortbildung in Niedersachsen [1], daß durch die Fortbildung „die ärztliche Kompetenz" erhöht werden soll. Als Ziele werden ein verbessertes Wissen, verbesserte Fertigkeiten und Veränderungen im Verhalten und in der Einstellung des Arztes gegenüber seinen Patienten genannt.
Die Weiterbildungsordnung der Ärzte für Niedersachsen vom September 1982 sieht vor, daß der Arzt für Allgemeinmedizin die Fähigkeit erwirbt, „eine Integration medizinischer, sozialer und psychischer Hilfen" zu leisten. Der Arzt für innere Medizin soll Kenntnisse erwerben in der Psychosomatik, der Arzt für Psychiatrie „eingehende Kenntnisse und Erfahrungen in der Anwendung der allgemeinen Psychotherapie und der Indikationsstellung zur tiefenpsychologisch fundierten Psychotherapie".
Seit einem Beschluß des Ärztetages 1978, der von den Landesärztekammern übernommen wurde, besteht für alle Ärzte die Möglichkeit einer Zusatzweiterbildung in den Bereichen „Psychoanalyse" und „Psychotherapie". Gefordert werden „eingehende Kenntnisse und Erfahrungen" – unter Supervision und bei begleitender Selbsterfahrung – in der psychoanalytischen bzw. tiefenpsycholo-

gisch fundierten Behandlung. Diese Rahmenrichtlinien sind vielfach diskutiert und kommentiert worden [13, 16]. Die meisten Ansätze zur Curriculumentwicklung in der ärztlichen Fort- und Weiterbildung haben sich regional recht unterschiedlich entwickelt oder sind im Spannungsfeld unterschiedlicher Interessenkollisionen innerhalb der Fachverbände und Universitätsabteilungen steckengeblieben [42].

Wer nach differenzierten Lernzielen für Ärzte sucht, wird feststellen, daß es ein einheitliches Lehrsystem für Medizinstudenten und approbierte Ärzte nicht gibt: Für die ärztliche Ausbildung (Medizinstudium) sind die Universitäten zuständig, für die Fort- und Weiterbildung formal die ärztlichen Standesorganisationen. Die oben dargelegten Inhalte für eine tiefenpsychologisch fundierte psychotherapeutische bzw. psychosomatische Behandlung werden von einem Lehrsystem getragen, das sich jenseits der Universitäten und der Ärztekammerorganisationen entwickelt und differenziert hat. Als Beispiel für eine Fort- und Weiterbildung nach dem Bausteinprinzip können die Psychotherapiewochen in Lindau, Langeoog und Lübeck genannt werden. Ein kontinuierliches Lehr- und Lernangebot vermitteln regional dafür ermächtige Ärzte, die entweder einer Klinik vorstehen oder/und mit privat organisierten Lehrinstituten kooperieren. Die meisten der psychosomatischen Einrichtungen stehen durch aktive Mitarbeit in engem Kontakt mit den psychoanalytischen Lehrinstituten, die sich 1980 zur „Ständigen Konferenz deutscher psychoanalytisch psychotherapeutischer Aus- und Weiterbildungsinstitute e. V." zusammengeschlossen haben.

Für den Versuch einer systematischen Lernzielübersicht scheint ein Exkurs in die Medizindidaktik sinnvoll [9, 10, 34, 53]. Jedes ärztliche Ausbildungssystem verfügt über Vorstellungen und Methoden, wünschenswerte Veränderungen im Bereich des Wissens (kognitiver Bereich), der Handgeschicklichkeit (psychomotorischer Bereich) und im affektiv-sozialen Bereich (Einstellungen) zu vermitteln [9, 34]. Differenzierter ist der Katalog von Fertigkeiten, der als Prüfungsmatrix vom Executive Council of the American Medical Association aufgenommen wurde [52]:

a) Wissen und Verstehen („knowledge and understanding").
b) Probleme lösen und Urteile bilden („problem solving and judgement").
c) Handfertigkeiten („technical skills").
d) Zwischenmenschliche Beziehungsfähigkeit („interpersonal skills").
e) Einstellung und Stil der Arbeit („work habits and attitudes").

Psychoanalytische Institute können auf eine lange Ausbildungstradition zurückblicken. Entsprechend reichhaltig ist die Literatur zu Fragen der Lernziele und Methoden, die sich besonders mit den zwischenmenschlichen Beziehungsfähigkeiten des angehenden analytischen Psychotherapeuten befassen [26, 30, 45].

Auf 3 Beiträge soll in diesem Zusammenhang ausführlicher eingegangen werden. Heigl-Evers u. Heigl [30, 31] zeichnen idealtypisch das Berufsbild des Psychoanalytikers unter den Gesichtspunkten vorgegebener Begabungen und zu erwerbender Fähigkeiten. Nach den Erfordernissen des psychoanalytisch-psychotherapeutischen Prozesses werden folgende vermittelbare *Fähigkeiten* aufgezählt:

1. Der Analytiker soll sich zur Verfügung stellen können für das Wiederholen infantiler Beziehungen und Konflikte. Er sollte dieselben so weit fördern, bis sie einsichtig gemacht werden können.
2. Andererseits sollte der Therapeut mit dem Patienten ein Arbeitsbündnis schließen und erhalten, ein Reservat situationsadäquaten Umgangs in Höflichkeit und Achtung vor der Individualität des anderen.
3. Der Analytiker sollte über eine besondere Form der Aufmerksamkeitszuwendung verfügen, nämlich über eine Art nichtfokussierender und nichtselektierender Zuwendung zum Patienten hin, zu dessen Mitteilungen und Verhaltensweisen. Diese Fähigkeit leitet den Vorgang des gefühlmäßigen Verstehens durch Einfühlung ein.
4. Die Einfühlung sollte in eine noch komplexere Befähigung münden, nämlich in eine spezifische Vorstellungskraft zur Nachbildung des Patienten in sich selbst, zum Entwurf eines Arbeitsmodells bzw. „einer Formel" [12] vom Patienten, dessen Lebenserfahrungen, Verhaltensweisen, Einstellungen, Affekten, Abwehrhaltungen usw. Dieses Arbeitsmodell enthält nicht nur eine Nachbildung des Patienten, sondern gleichzeitig Erwartungen und Vermutungen über seine Möglichkeiten, dazu Ansätze über Interpretationen, theoretisches Wissen und Erfahrungen mit ähnlichen Fällen und Situationen.
5. Die Bildung eines Arbeits-Ichs, das sich eigener Triebbefriedigung in der therapeutischen Beziehung enthält, unterstellt sich damit kritischen Aspekten eines therapeutischen Gewissens und befähigt zu einer toleranten, aber kritischen Selbstbeobachtung.
6. Die Befähigung zur spezifischen psychoanalytischen Schlußbildung erfordert eine gewisse Abwendung vom psychologischen „common sense". So können zum Erschließen unbewußter irrationaler Motivationen entwicklungsgeschichtlich gesehen frühe Denkformationen genutzt werden, wie z.B. die ursächliche Verknüpfung zweier zeitlich nacheinander folgender Assoziationen.
7. Der Analytiker muß schließlich auch befähigt sein, therapeutische Interventionen in geeigneter Weise und zum richtigen Zeitpunkt unter Beachtung der Toleranz des Patienten vorzuplanen und durchzuführen.

Weitere Untersuchungen zur Differenzierung und Operationalisierung des Empathiebegriffes liegen von Kutter und von Hardt et al. vor. Beide Autoren betonen die Wichtigkeit, zwischen 2 polar-gegensätzlichen therapeutischen Positionen, z.B. zwischen Identifikation und Distanzierung, oszillieren zu können, was mit Zunahme der therapeutischen Kompetenz einem Zuwachs von Spannungstoleranz gleichkommt [40, 22].

Die bisher beschriebene analytisch-psychotherapeutische Kompetenz genügt für die Ausübung mancher Formen der angewandten Psychoanalyse nicht [30]. Es fehlt für den Umgang mit Patientengruppen eine entsprechende gruppenzentrierte Denk- und Beobachtungsmethode, die z.B. ausdrückliche und unausdrückliche gemeinsame Anliegen der Gruppenmitglieder und deren vielfältige Verhaltensregulierungen betrifft. Über diese individuum- und gruppenzentrierte Beobachtungs- und Denkmethode sollte der Arzt im sozialen Feld der Familie, des Berufes und Gemeinwesens über Fähigkeiten verfügen, die jenseits der

tiefenpsychologischen Schulung liegen. Für diesen Bereich von noch wenig definierten Fähigkeiten schlagen Heigl-Evers u. Heigl den Begriff „psychosoziale Kompetenz“ [31], Ehrmann den der „sozialen Kompetenz“ [18], Kutter alternativ dazu den Begriff „interpersoneller oder kommunikativer Kompetenz“ [40] vor.
Wahrscheinlich handelt es sich um Fähigkeiten, die eng verwandt sind mit der letzten Kategorie der von Renschler zitierten amerikanischen Prüfungsmatrix, den „Arbeitseinstellungen und -stilen“. Für letztere hat Enke [17] in deutlicher Unterscheidung von der „Kommunikationskompetenz“ den Begriff der „Rollenkompetenz“ eingeführt.
Diese sicher nicht vollständige Übersicht von Lernzielen hat bisherige Ergebnisse aus dem Bereich der psychoanalytischen Forschung und Ausbildung herangezogen. Eine beträchtliche Erweiterung des Lernzielkataloges ist zu erwarten, berücksichtigt man verhaltens- und lerntheoretische Beiträge zur psychosomatischen Versorgung.
Eine sinnvolle, praxisrelevante Lernzielentwicklung für Ärzte muß Schwerpunkte setzen und damit Prioritäten. Dahmer [9] unterscheidet Lernziele 1., 2. und 3. Ordnung und versteht darunter folgendes:
Lernziele 1. Ordnung bedeuten in der ärztlichen Studienplanung das Erstellen allgemeiner Ausbildungsziele für alle zukünftigen Ärzte im Sinne eines „Basisarztes“.
Lernziele 2. Ordnung sind Grobziele bestimmter Fächer, z. B. der psychosozialen Fächer (medizinische Psychiatrie, psychosomatische Medizin und Psychotherapie).
Lernziele 3. Ordnung sind Feinziele, die mit dem höchsten Grad an Konkretheit und Eindeutigkeit darlegen sollen, was der Student in der einzelnen Unterrichtseinheit lernen muß; der Lernerfolg sollte nachprüfbar sein.
Für die nachfolgende Diskussion der genannten Lernziele wird zwischen Fort- und Weiterbildung unterschieden.

Fortbildungsziele

Ärztliche Fortbildung dient der Wiederauffrischung und Erneuerung der Basisfähigkeiten, die während des Studiums vermittelt wurden. Die Fortbildung erfordert demnach Lernziele 1. Ordnung und sollte eigentlich die oben genannten Lernzielkategorien a)–e) einschließen.
Die Fortbildung der Landesärztekammern und der Bundesärztekammer zielt aber noch immer auf die Wissensvermittlung durch Expertenvorträge. Dabei häufen sich die Probleme besonders in der Praxis des niedergelassenen Arztes: Schwierigkeiten in der Diagnostik [24] und bei der Auswahl und Interpretation diagnostischer Parameter als Entscheidungshilfen [35], die Auseinandersetzung um verschiedene Definitionen des Krankheitsbegriffes [6] und unreflektierte und reflektierte Probleme in der Patienten-Arzt-Beziehung [11, 41]. Delegiert der praktizierende Arzt die Verantwortung an einen auf einem besonderen Gebiet weitergebildeten Kollegen in einer Praxis oder in einer Klinik, warten auf ihn in der Regel weitere Schwierigkeiten [33, 46, 63].

Ärzte, die ernsthaft versuchen, ein psychosomatisches Konzept in der Praxis und in den traditionellen Kliniken zu verwirklichen, benötigen ganz besonders eine Fortbildung und zwar nicht nur im interpersonellen und sozialen Bereich. Das Fortbildungsdefizit wird weder von den naturwissenschaftlich geprägten Universitätsabteilungen, noch von den mit Ausbildungsaufgaben überlasteten psychotherapeutisch-psychosomatischen Fachabteilungen und schon gar nicht von den mit Weiterbildung beschäftigten psychoanalytischen Instituten berücksichtigt.
Die Fortbildung in den psychosomatischen Konsultationsdiensten, Fachabteilungen und Fachkliniken steht ganz im Schatten der speziellen Weiterbildungsziele, auf die weiter unten eingegangen werden soll. Gerade die Fortbildung hätte aber die Aufgabe, der Entwicklung eines frühzeitigen Spezialistenverständnisses vorzubeugen und jene Fertigkeiten zu üben, die in der Sozialisation zum Psychotherapeuten und Psychoanalytiker zwangsläufig zurücktreten: z.B. das Wissen um biologische und pharmakologische Gesetzmäßigkeiten, selbständige Problemlösungsansätze im Umgang mit der Körperlichkeit des Patienten, technische Handfertigkeiten im medizinischen Notfall usw. Benötigt wird ein selbständiger, kritischer und problemlösungsfähiger Arzt, der sich in der Natur- und in der Sozialwissenschaft zuhause fühlt [16]. Freilich beseitigt ein noch so gutes Fortbildungsangebot nicht die Antinomie zwischen einer breiten, aber nicht allseits vertieften und einer spezialisierten Behandlungskompetenz. Erstere birgt die Gefahr einer nur oberflächlichen psychosomatischen Versorgung, letztere kann eine Chronifizierung der Patientenkarriere durch die Abspaltung von Teilproblemen und Teilbeziehungen herbeiführen.

Weiterbildungsziele

Die Weiterbildung vermittelt in der Regel fachspezifische Lernziele, also Lernziele 2. Ordnung nach der Definition von Dahmer [9]. Die schon erwähnte ärztliche Zusatzweiterbildung (Zusatztitel „Psychotherapie" und „Psychoanalyse") ist dem Grundkonzept nach eine Weiterbildung für den niedergelassenen Kassenarzt. Sie soll ihm nach Erfüllen der Mindestbedingungen den Weg zur kassenärztlichen Abrechnung über bestimmte Gebührenordnungsziffern öffnen. Die Weiterbildungspraxis zielt vielerorts am Bedarf weitgehend vorbei. Zahlreiche Weiterbildungsinstitutionen, die gleichzeitig auch eine psychoanalytische Fachweiterbildung mit abschließender Qualifikation (Prüfung) anbieten, orientieren sich in der Psychotherapieweiterbildung an den Psychoanalysestandards. Dies hat zur Folge, daß viele der so weitergebildeten Ärzte ihren Grundberuf verlassen und eine ausschließlich psychotherapeutische Praxis betreiben [14, 49]. Manche dieser Kollegen finden eine Tätigkeit in den o.g. psychosomatischen Einrichtungen. Völlig untauglich für die Ärzte in freier Praxis ist der Curriculumentwurf für die Zusatzweiterbildung „Psychoanalyse". Die Titelzuerkennung dient einem qualifizierten Psychoanalytiker als Grundlage für die Ermächtigung zur kassenärztlichen Praxis, eigentlich handelt es sich dabei um eine fachärztliche Tätigkeit mit der üblichen Überweisungspraxis. Die Aufwertung des Allgemeinarztes im Rahmen einer umfassenden Weiterbildung auch unter psychosomatischem Aspekt ist angesichts dieser Entwicklung Utopie geblieben (s. dazu [42], S. 200, 280).

Welche Lernziele erfordert die Tätigkeit in den psychosomatischen Facheinrichtungen? Folgt man den Angaben der o. g. Fragebogenerhebung, müßten jedenfalls Lernziele aus dem psychoanalytischen Curriculum (s. oben) in die erforderliche Weiterbildung übernommen werden. Angemessene Indikationsstellungen und die Möglichkeit, Patienten in Gruppen zu beobachten und schließlich auch entsprechend methodisch zu behandeln, lassen es notwendig erscheinen, daß die psychoanalytische Orientierung nicht nur individuum-, sondern auch gruppenorientiert sein sollte. Gerade in Institutionen arbeitende Psychoanalytiker haben erkannt, daß darüber hinaus eine „psychosoziale Kompetenz" [31] notwendig ist. Letztere um so mehr, als in der Regel die bisherige Berufsrolle („attitude" s. oben) ins Wanken gerät und nach einer neuen Definition verlangt.

Mit der Dominanz des psychoanalytischen und psychosozialen Lernzielspektrums verbleibt den psychosomatischen Einrichtungen im engeren Sinne die Aufgabe, sich eine ausreichende medizinische Problemlösungskompetenz zu erhalten, einschließlich der dafür notwendigen Handfertigkeiten.

Auf die Fehlentwicklung des ursprünglichen ärztlichen Zusatzweiterbildungskonzeptes „Psychotherapie" wurde schon verwiesen. Für die psychosomatischen Facheinrichtungen war die vorliegende Psychotherapieweiterbildung nie konzipiert und erweist sich als doppelt untauglich: Einerseits vermitteln ermächtigte Institutionen außerhalb der psychoanalytischen Dachgesellschaft (DGPPT) Standards auf dem Niveau einer gehobenen Fortbildung, die den Erfordernissen einer wissenschaftlich begründeten psychosomatischen Behandlung nicht gerecht werden. Andererseits vermitteln Institute der DGPPT (s. oben) mehrheitlich psychoanalytische Standards im Rahmen einer 2-Personen-Psychologie; gruppentherapeutische und sozialpsychologische Kenntnisse und Fertigkeiten müssen sich die Ärzte in psychosomatischen Einrichtungen aus überregionalen Weiterbildungsangeboten ergänzen. Lernende in der klinischen Psychosomatik erhalten selten Unterstützung an 2 neuralgischen Punkten: bei der Problematik von Psychotherapiekombinationen [20] und der Konsultation [46]. Der Umstand, daß Kenntnisse und Erfahrungen im autogenen Training in die ärztliche Zusatzweiterbildung aufgenommen wurden, sollte nicht darüber hinwegtäuschen, daß selbst diese körperbezogene Psychotherapieform in einem tiefenpsychologisch fundierten Gesamtbehandlungsplan noch wenig integriert ist bzw. für integrierbar gehalten wird ([32] S. 312, 422).

Dieser kritische Überblick der auf persönlicher Kenntnis und mehrjähriger Mitarbeit an regionalen und überregionalen Entwicklungen von Psychotherapiestandards aus psychoanalytischer Sicht basiert, bedarf sicherlich einer gründlichen, empirischen Untersuchung. Sie wird z. Z. von der „Ständigen Konferenz deutscher psychoanalytisch-psychotherapeutischer Aus- und Weiterbildungsinstitute e. V." vorbereitet. Für die weitere Konzeptentwicklung werden 2 warnende Stimmen zu berücksichtigen sein:

1. Überhöhte Ansprüche und Anforderungen des Lernzielkataloges schon bei Studenten schufen zusätzliche Unsicherheit und Verwirrung [64].
2. Wer eine psychodynamische Auffassung von seelischen Erkrankungen und von mitmenschlichen Beziehungen überhaupt ernsthaft berücksichtigt, sich

vielleicht sogar dem Ideal unabdingbarer persönlicher Wahrheit und der Dominanz von Liebeskräften über Aggressionen verpflichtet fühlt, tritt in ein soziales Konfliktfeld [55] – auch dies sollte den Lehrenden und Lernenden von vornherein klar sein.

Lernwege

Lernwege beschreiben heißt, operationale Lernzieldefinitionen benennen [9]. Diese Feinziele mit hohem Grad an Konkretheit und Eindeutigkeit erleichtern die Wahl der Lernmethode und die Überprüfung des Lernerfolges. Dieser methodische Hinweis aus dem Bereich der Medizindidaktik hat ebensowenig Eingang in die Lehre von Fort- und Weiterbildung gefunden wie die von Renschler et al. zitierten Prinzipien von Brown [7]. Eine Übersicht soll im weiteren einen Eindruck von der Vielfalt von Lernmöglichkeiten vermitteln.
Es wurde schon oben erwähnt, welche Institutionen z. Z. die ärztliche Fort- und Weiterbildung vermitteln. Didaktik und Wechsel im ärztlichen Rollenverständnis [14, 49] lassen eine deutliche Unterscheidung zwischen Fortbildung und Weiterbildung zweckmäßig erscheinen, auch wenn dies auf dem Hintergrund von Gruppeninteressen durchaus kontrovers ist [60].

Fortbildungswege

Wer Veranstaltungsprogramme für ärztliche Fortbildung zur Hand nimmt oder sogar an solchen Veranstaltungen teilnimmt, wird sich davon überzeugen können, daß die Wissensvermittlung durch Referate bei weitem überwiegt. Einführende Lehrbücher oder Vorbereitungstexte für Praktika mit kapitelweiser Angabe von speziellen Lernzielen [4] sind selten. Es scheint, daß den Bemühungen um die ärztliche Fortbildung die gleichen Mängel anhaften, die bei der ärztlichen Ausbildung an der Universität noch üblich sind. Dabei gibt es hier und da schon jahrelang praktizierte Formen von Fortbildung in der klinischen Psychosomatik, die sich bewährt haben. Im folgenden wird darauf detaillierter eingegangen.
Die am meisten geübte und wenig systematisch auf ihre Erfolge hin überprüfte Fortbildungsmöglichkeit ist die *Konsultation* eines fachlich qualifizierten psychosomatisch tätigen Arztes oder Psychologen [33]. Diese Form des „teaching“ hat in den angloamerikanischen Ländern eine weite Verbreitung gefunden [36].
Aus der ursprünglichen Konsultationspraxis hat schließlich der ungarisch-englische Psychoanalytiker Balint eine Gruppenarbeit entwickelt, die in der ärztlichen Aus- und Fortbildung inzwischen fest Fuß gefaßt hat ([2, 3, 37, 56], weitere Beiträge in *Therapiewoche* 27, 1977). In der ursprünglichen Form wird bei der *Balint-Gruppe* eine „Gesamtdiagnose“ erarbeitet, die sowohl somatische wie auch psychische und soziale Aspekte umfassen sollte und ein problemorientiertes Vorgehen (s. oben) darstellt. Darüber hinaus wird durch eine besondere Form des „Beobachtens und Nachdenkens“ [37] eine „Beziehungsdiagnose“ erstellt.

Sie ist das Ergebnis eines gemeinsamen Gruppengespräches zwischen einem Arzt, der über einen Patienten berichtet, der Kollegengruppe und dem Gruppenleiter. Welche Wirkung wird der Balint-Gruppe zugeschrieben? Knoepfel [37] schreibt dazu:

„Dadurch, daß er (der Arzt) seine Patienten besser versteht, kann er mühsames Verhalten besser ertragen, besonders, wenn er spürt, wo der Wert seiner Toleranz liegt, was den Patienten zu diesem ungünstigen Verhalten zwingt und wie er selbst darunter leidet, solange er es nicht ändern kann. Der Arzt kann sich besser vom Patienten in Anpruch nehmen lassen, er kann leichter in eine therapeutische Beziehung mit seinen Patienten eintreten (S. 42). Zusammenfassend können wir sagen, daß die Balint-Arbeit befreit vom Mitagieren (des Arztes), hilft durch besseres Verständnis, erleichtert dem Patienten wie dem Arzte ihre Beziehung, wirkt der Isolierung, der Selbstverurteilung und der Selbstentwertung (des Patienten) entgegen und unterstützt die Begleitung von Patienten, denen nicht mehr grundlegend geholfen werden kann“ (S. 46).

Entsprechende Untersuchungen dazu liegen allerdings nur in kleinem Umfang vor [3, 37].

Trotz der inzwischen breiten Anwendung der Balint-Gruppenarbeit auch im klinischen Bereich und bei nichtärztlichen Berufsgruppen hat sich an diesen wesentlichen Zielsetzungen nichts geändert. Der große Vorzug dieser Methode liegt darin, daß mit der Problem- und Beziehungsorientierung, mit dem Lernen durch die Kunst des Beobachtens und Nachdenkens (Schlußbildens) eine breite Fortbildung ermöglicht wird, überdies wird dadurch auch die traditionelle naturwissenschaftlich-technische Grundhaltung („attitude“) verändert, jedoch keinesfalls aufgegeben.

Der Wert des Lernens in der Gruppe wird in letzter Zeit in den Erziehungswissenschaften [21] und auch für die ärztliche Ausbildung sehr betont [42]. Ohne Zweifel tritt bei diesem Lernweg die Wissensvermittlung zugunsten einer Problemorientierung und der Verbesserung der psychosozialen Kompetenz zurück, die „Affektbildung“ [39] bleibt auf der bewußten Schicht des Erlebens. Deshalb gibt es von psychoanalytischer Seite Versuche, die Lerngruppe mit sozialpsychologischen und psychoanalytischen Ansätzen zu kombinieren [39].

Zwei Gruppenverfahren verdienen in diesem Zusammenhang noch Beachtung, da sie einerseits die Einführung in ein therapeutisches Verfahren mit begrenzter Zielsetzung ermöglichen, andererseits Elemente einer Selbsterfahrung mit Schulung der Selbst- und Fremdwahrnehmung einschließen können: *Psychodrama* [58] und die themenzentrierte interaktionelle *Gruppenmethode* (TZI) [8].

Modifikationen der psychodramatischen Technik erlauben eine Einübung in unbewußte und bewußte Aspekte der Arzt-Patienten-Beziehung sowie in die der professionellen Kooperation [58].

Zu den Grundlagen des themenzentrierten interaktionellen Systems haben sich neben der Hauptautorin Cohn eine Reihe von Autoren mit langer klinischer Erfahrung geäußert [8, 27, 29]. In dem themen- bzw. aufgabenzentrierten Anteil geht es um eine Stoffvermittlung und die Lösung der zur Stofferfassung und -verarbeitung gehörenden Probleme; das Ziel kognitiven Lernens in der Gruppe ist damit eingeschlossen. Dies bedeutet gleichzeitig eine systematische Einübung von (bewußten) Ich-Funktionen und darüber hinaus v. a. die damit verbundene Entfaltung interpersoneller Beziehungen. Beispielhaft für das Einbeziehen unbewußter Beziehungsaspekte auch in eine Lerngruppe ist die Prioritätsregel für Störungen: Ist ein Teilnehmer in der Beteiligung am Sachthema behindert, so soll er der Mitteilung der Störung den Vorrang vor der Behandlung des Sachthemas geben. Dies kann helfen, begrenzte Ich-Störungen mit Hilfe der anderen Gruppenmitglieder zu beheben.

Zusammenfassend läßt sich die genannte Palette von Fortbildungswegen in ihren wahrscheinlichen Vorzügen wie folgt beschreiben: Sie vereint die Einübung kognitiver und kommunikativer Lernziele, das Erfassen und Umgehen mit bewußten und unbewußten zwischenmenschlichen Beziehungsaspekten. Sie bietet sowohl Lernen am Vorbild bzw. in der 2-Personen-Beziehung als auch Lernen in der Gruppe. Schließlich enthalten alle genannten Lernwege in der Regel eine Kombination von Selbsterfahrung und Anleitung (Supervision).

Weiterbildungswege

Kenntnisse und Erfahrungen in einer psychoanalytisch orientierten Behandlungsmethode erfordern adäquate Lehrmethoden, um die oben skizzierten therapeutischen Kompetenzen zu vermitteln. Alle Weiterbildungsinstitutionen haben das dreiteilige System der psychoanalytischen Fachausbildung für die ärztliche Weiterbildung übernommen: Es besteht aus der persönlichen (Lehr-) Analyse, der Supervisionsanalyse und der Theorievermittlung. Wie schon erwähnt, kann dies entweder kontinuierlich durch eine systematische Institutsweiterbildung oder fraktioniert durch Psychotherapiewochen oder Wochenendseminare erfolgen. Der wesentliche Unterschied zur Didaktik in der Fortbildung besteht in der Trennung von Selbsterfahrung und Supervision (s. dazu Weiteres bei [30]).

Erfahrungsberichte aus Weiterbildungsinstitutionen, die sich um die ärztliche Zusatzweiterbildung bemühen, sind spärlich [5, 14, 23, 55]. Kliniken mit einem qualifizierten und ausreichenden Weiterbildungsangebot in der Dienstzeit sind bisher die Ausnahme [23, 55].

An dieser Stelle sollen lediglich die Probleme in der Psychotherapieweiterbildung erörtert werden:

Die, in der Regel als psychoanalytische Gruppenpsychotherapie angebotene Selbsterfahrung dient zwar der „Befreiung von Erlebnisbarrieren" und der Entfaltung von Wahrnehmungs-, Gefühls- und kognitiven Funktionen [26], aber nicht der Einführung in ein Verfahren, das die Ärzte später als Therapeuten selbst ausüben. Nicht alle psychoanalytischen Weiterbildungsinstitute haben die notwendige Konsequenz gezogen, die Supervision entsprechend zu modifizieren und sie zur zentralen Vermittlungsform in der psychotherapeutischen Weiterbildung zu machen [15, 30]. Auch die Supervision in einer Kleingruppe hat Modifikationen erfahren, die zwar noch wenig bekannt sind [28, 51], aber wahrscheinlich auch die kognitiven Lernprozesse fördern und helfen, die emotionale Belastung der Teilnehmer zu dosieren.

Die Lernziele und -wege in der ärztlichen Fort- und Weiterbildung müssen praxisnah und mit Hilfe einer modernen Didaktik entwickelt werden. Die damit verbundenen Probleme in der klinischen Psychosomatik konnten in diesem Beitrag nur skizziert werden. Systematische und vergleichende Erfolgskontrollen sind dringend nötig und liegen nur in geringer Anzahl vor [3, 19, 40, 54].

Vielleicht gibt es schon einen nachweisbaren Wandel im Rollenverständnis von Ärzten und Patienten [38]. Bei den Überprüfungen von Lernzielen und -wegen müßte man allerdings berücksichtigen, welchen rapiden gesellschaftlichen Veränderungen wir z.Z. ausgesetzt sind und wie die *heranwachsende Ärztegeneration* sich in bezug auf Motivation, Begabung und Lernfähigkeit verändert hat. Es häufen sich die Hinweise, daß es bei den Studenten einen hohen Prozentsatz von psychischen Störungen gibt, die sich auf die Kontakt- und Arbeitsfähigkeit auswirken [39, 64]. Seit längerem aufgefallen ist der Trend zum vorlesungsaversiven Lernen und der geringere durchschnittliche Interessiertheitsgrad der Studenten [64]. Entsprechende Erfahrungsberichte gibt es inzwischen auch schon über Ärzte in der psychotherapeutischen Weiterbildung: Eike [14] berichtet, daß die meisten Kollegen in den von ihm geleiteten Selbsterfahrungsgruppen eine schwerwiegende „Grundstörung" durchzuarbeiten hatten. Harling u. Mentzel [23] beobachteten in den letzten Jahren eine „neue Generation" mit „revolutionärer Stimmung, fanatischer Gläubigkeit in die Psychotherapie und mit großen emotionalen Lücken und Schwierigkeiten, sich auf das Individuelle des Patienten einzustellen" (S. 187). Freilich bieten für diese Beobachtungen die Kategorien der Psychopathologie keine umfassende Erklärung. Rhode-Dachser [55] sieht die affektiv getönten Lernstörungen eher auf dem sozialpsychologischen Hintergrund von „Struktureigentümlichkeiten" des Weiterbildungsortes und des „Aktionsdruckes" sozialpsychiatrischer Routine im stationären und poliklinischen Alltag. Aus der Sicht der psychoanalytischen Anthropologie [44] zeichnet sich ein bedeutungsvoller Generationswechsel mit Verhaltensunterschieden ab, weil die affektiv und kognitiv unterweisende Funktion des Vaters am Erlöschen ist ([44], S. 84). Als mögliche Folge werden Charakteristika einer neuen Psychotherapeutengeneration beschrieben [25], die in der psychotherapeutischen Unterweisung Beachtung verdienen: Gegenüber dem Lernen überwiegt der Über-Ich-Aspekt einer fordernden und bedürfnisrestriktiven Aufgabe; gegenüber Kollegen der gleichen Altersgruppe dominiert eine Kritikängstlichkeit und eine Tendenz zum „Clangewissen" statt der Entwicklung eines persönlichen Über-Ichs; gegenüber dem Patienten gibt es häufig eine Aversion, Über-Ich-Übertragung mit sadistischen Affekten anzunehmen und moralische Konflikte zu bearbeiten; gegenüber der nachfolgenden Generation und den beruflich Untergebenen mangelt es an der Bereitschaft, Autorität und verantwortliches Anleiten zu übernehmen. Lehren und Lernen sind heute schwieriger denn je.

Diskussion

Schüffel: Herr Neun, ich habe aufgehorcht an der Stelle, an der Sie sagten, daß Sie anknüpfen an das, was Herr von Troschke schon sagte, nämlich in eine Gruppe einen Impuls einzugeben, um dann zu sehen, was sich entwickelt. Und Sie sagten auch, der Arzt brauche Erfahrung in Groß- wie in Kleingruppen, der Arzt brauche vielfältige Kompetenzen; er könne kein Methodenspezialist sein, und der Arzt lerne v. a. in Situationen, die sein *Berufsfeld* widerspiegeln und eben nicht in künstlich vorgegebenen Laborsituationen. Ich frage mich, wie können wir das reproduzieren, in die Praxis umsetzen?

Neun: Das ist gut, daß Sie darauf Bezug nehmen: Ich glaube, daß aus der besonderen Situation des Arbeitsplatzes Fortbildungsnotwendigkeiten erwachsen. Der Arzt muß *dort* Krisenintervention lernen, und er muß lernen, sich in seiner *eigenen* Gruppe, in der Gruppe der Ärzte, zu orientieren. Von der Arbeitsplatzbeschreibung erhoffe ich mir viel mehr Lernzieldefinitionen für das Praxisfeld, als wenn man etwa den großen Umweg über psychosomatische Krankheitskonzepte macht.

Wilke: Mir fiel an Ihrer Tabelle auf, daß da nichts von Symptomen stand. Aber vielleicht ist das ja auch ganz typisch, daß das fehlt. Ich glaube, daß der Zugang über das Symptom, also über eine ganz konkrete Gefahrensituation auch für den Leib, daß wir diesen Zugang für sinnvoll halten und darauf immer wieder zurückkommen sollten; diesen Zugang also nicht nur in seiner Abwehrfunktion verstehen, den er aus psychoanalytischer Sicht natürlich auch haben kann, sondern als einen gleichermaßen notwendigen kommunikativen Kontakt zum Patienten: Also das Symptom immer im Blick behalten.

Maass: Ich muß mich entschuldigen dafür, wenn ich mich jetzt nur sehr ungenau ausdrücken kann. Ich habe so ein zunehmendes Gefühl des ambivalenten Unbehagens. Ich bin auf der einen Seite sehr dankbar dafür, daß wir empirisch gut begründete und durchstrukturierte Konzepte haben, etwa aus Ulm, oder wie Herr Neun es jetzt vorgetragen hat oder Herr von Troschke von einem ganz anderen Ansatz her und wie Herr Wesiack es uns sicher auch vortragen wird. Aber ich denke dabei an die niedergelassenen Praktiker, und was die wohl erwarten würden von uns. Und dabei frage ich mich, *was ist eigentlich der Unterschied zwischen Psychosomatik,* für die wir hier ja denken, *und Psychotherapie?* Ich habe hier gesessen und versucht, diese Unterscheidung herauszuarbeiten, die wir auch im Deutschen Kollegium für psychosomatische Medizin damals in Freiburg formuliert haben: „Psychosomatik ist eine besondere Form des Zugangs zum kranken Menschen." Ist das nun eigentlich identisch mit Psychotherapie? Wenn nicht, worin bestehen dann die Unterschiede? Ich glaube, daß unsere Konzepte, die wir hier erarbeiten, hoch ambitiös sind und daß sie der Versuch sind, wirklich etwas sinnvoll organisatorisch Machbares durchzustrukturieren: ich befürchte aber, daß wir dabei einen so hohen Anspruch an das Niveau unserer Fortbildung haben, daß wir damit unter Umständen die niedergelassenen Kollegen eher erschrecken können. Und ich würde ganz einfach einmal fragen, wenn wir uns für Psychosomatik zuständig fühlen: Wie sehen wir eigentlich die besondere Form des Zugangs zum kranken Menschen, und was ist eigentlich das *Ziel,* das wir in der Fortbildung vermitteln wollen? Wollen wir die niedergelassenen Kollegen zu Minipsychotherapeuten machen? Worauf zielt eigentlich unsere Arbeit an der Arzt-Patienten-Beziehung? Wir wissen im Grunde ja gar nicht, und das macht auch mein Unbehagen aus, was denn überhaupt in der Arzt-Patienten-Beziehung wirkt. Wir wissen heute noch nicht, was denn eigentlich in der Psychotherapie wirkt. Überspitzt gesagt könnten wir fast fragen, ob sie überhaupt wirkt. Und ich glaube, daß wir unsere Lernziele, unsere Absicht, Fortbildung in Psychosomatik zu machen, eine besondere Form des Zugangs zum kranken Menschen zu finden, daß wir dafür sehr einfache, machbare Konzepte entwickeln sollten, vom Angebot in der Vorklinik bis zum

Angebot für den Praktiker, der noch nie mit Psychosomatik in Berührung gekommen ist.

Neun: Ich setze voraus, daß wir kontrovers diskutieren können und möchte daher kontrovers zu Ihnen, Herr Fassbender, und auch zu Ihnen, Herr Maass, etwas aufgreifen, wobei ich mich in dieser Sache doch dem Standpunkt von Herrn von Troschke näher fühle: Zum einen glaube ich, daß wir nicht ambitioniert genug sein können, Lernziele zu definieren. Zum anderen ist mir nicht klar, wie das funktionieren soll, wenn Sie beide das so vertreten nach dem Motto: Wir wollen erst mal schauen, wie die Sache läuft, und dann praxisnah von den Ärzten hören, was sie brauchen. Da kann ich mir keine rechte didaktische Vorstellung machen, denn Didaktik heißt doch, daß auch ein Standpunkt vermittelt wird. Und ich bin ein bißchen überrascht, Herr Maass, daß Sie sinngemäß sagen: „Wir wissen noch gar nicht, was wirkt." Wenn das so ist, dann glaube ich, sollten wir uns von der Fortbildung möglichst zurückziehen. Darf ich das einmal so kontrovers sagen, damit wir uns dann vielleicht irgendwo in der Mitte treffen.

Fassbender: Herr Neun, die Konzepte sind da. Wir beherrschen Strategien in der Gesprächsführung, der themenzentrierten Interaktion, der Gruppendynamik, der Verhaltenstherapie und was Sie alles wollen. Nur halte ich es für diese Diskussion, mit der Absicht, das als Angebot für den niedergelassenen Arzt zu formulieren, für schlecht, mit einem Riesenlernzielkatalog zu kommen, mit großen modellhaften didaktischen Diskussionen, die den Arzt zunächst nur überfordern würden und die er so nicht akzeptiert. Und deswegen, aus rein strategischen Gründen, halte ich mich zunächst einmal zurück mit meinen Konzepten. Die sind da. Nicht explizit darüber zu sprechen darf nicht bedeuten, daß Sie uns jetzt Konzeptlosigkeit unterstellen.

Wesiack: Die Konzepte sind da. Verschiedene Konzepte, verschiedene Modelle. Aber ich möchte von den beiden Vortragenden heute jeweils 2 ganz einfache Punkte 3mal unterstreichen: Sie, Herr Fassbender, haben vom „Kummerkasten" gesprochen. Also, es muß eine Möglichkeit da sein für den niedergelassenen Arzt, seinen Kummer, seine aktuellen Probleme, zu artikulieren, und auf diese Probleme können dann die vorhandenen Konzepte angewandt werden. Und Sie, Herr Neun, haben etwas ganz Wichtiges gesagt, was viel zu kurz kommt in allen unseren Überlegungen, und deswegen reden i. allg. alle gutmeinenden Weiterbilder über die Köpfe der Ärzte hinweg: Das A und O ist eine Arbeitsplatzbeschreibung. Wie ist denn die Situation des niedergelassenen Arztes? Er hat täglich zwischen 50 und 150 Patientenkontakte. Er muß also zwischen 50 und 150 Patienten in irgendeiner Form versorgen. Von dieser Situation müssen wir ausgehen. Und jetzt kommen kluge Professoren und Spezialisten daher und sagen ihm, ja aber das, was Du machst, ist schlecht, Du mußt das ganz anders machen. Wenn wir diese beiden Punkte wirklich berücksichtigen und darauf eingehen, so glaube ich, daß wir mit unseren Konzepten sehr wohl Hilfreiches tun können. Aber wir müssen warten und fragen, was wollt Ihr, was braucht Ihr, und was könnt Ihr selbst unter diesen Bedingungen tun? Und da meine ich – ich will jetzt nicht pro domo sprechen – daß doch die Balint-Methode eine optimale Form der weiteren Fortbildung ist.

v. Troschke: Die Diskussion fängt wirklich langsam an spannend zu werden, weil auch so unterschiedliche kontroverse Positionen mal deutlich werden. Ich möchte 3 Akzente setzen. Ich sehe mich mit Herrn Fassbender nicht so weit auseinander unter dem Aspekt der Forderung, genauer hinzuhören, wo sich die Probleme in der primärärztlichen Basisversorgung stellen, für die wir ja Fortbildung anbieten wollen. Ich sehe aber in diesem „Meier-Müller-Schulze-Ansatz“ eine Gefahr und würde eher von dem Fassbender-Troschke-Ansatz ausgehen, d.h. den anderen, dem ich etwas anbiete, genauso ernst zu nehmen wie mich selbst, und meine eigene Unsicherheit genauso zu akzeptieren wie die Unsicherheit derjenigen, denen ich irgend etwas beibringen möchte. Wir heben sehr schnell in irgendwelche selbstgefällige Kompetenzen ab. Das ist nicht als Vorwurf gemeint, sondern einfach als Feststellung. Ich glaube, sehr viel von der Abwehr unserer Angebote liegt darin, daß wir unsere Angebote ein bißchen zu selbstsicher und vielleicht auch zu überheblich machen. Ich möchte noch auf das, was Herr Maass gesagt hat, eingehen. Ich habe Ihre Aussage verstanden als eine Forderung nach konkreten „kleinen Brötchen“, sowohl in den Lernzielen oder Lehrzielen wie in den didaktischen Angeboten, die in der Praxis realisierbar sind und die der großen psychotherapeutischen „Hochzeitstorte“, die wir theoretisch groß formulieren können, die aber in der Praxis irgendwo wenig hergibt, vorzuziehen sind. Und ich glaube, man sollte hier eine solche Tagung als Chance verstehen. Wir sollten unsere unterschiedlichen Erfahrungen einbringen mit konkreten Fortbildungsangeboten, die angekommen sind, mit konkreten Fort- und Weiterbildungsangeboten, die nicht angekommen sind, um dann daraus zu lernen, warum das eigentlich nicht angekommen ist, warum das nicht angenommen werden konnte.

Und da möchte ich, um deutlich zu machen, wie wir uns vorstellen, wie solche „kleine Brötchen“ sowohl von den Lernzielen wie von der Didaktik her aussehen könnten, nochmals die sehr positive Erfahrungen in den Ausbildungen erwähnen, bei denen wir parallel zum klinischen Untersuchungskurs einen Untersuchungskurs anbieten in Form von Wochenendseminaren, in dem die Teilnehmer sich in den verschiedenen Bereichen ärztlicher Untersuchung wechselseitig selbst untersuchen. Die Erfahrung, die die Ärzte dabei gewinnen, und die emotionalen Probleme, die sie dabei haben, werden dann in der Gruppe besprochen und aufgearbeitet. Das scheint mir ein sehr wichtiger Ansatz zu sein, um mit dem Problem „Körper“ in der Arzt-Patienten-Beziehung umgehen zu lernen und dabei zugleich Verständnis zu entwickeln für die Situation des Patienten in der Arzt-Patienten-Beziehung. Wir haben sehr positive Erfahrungen mit diesen Seminaren gemacht, auch mit der Bearbeitung von Ängsten, die dabei natürlich auftreten. Und wir haben auch gelernt, daß man solche wechselseitigen Untersuchungen miteinander machen kann, bei denen man ja sonst als Arzt große emotionale Barrieren hat, z.B. mit der rektalen Untersuchung, von der ja jeder Arzt aus der Klinik weiß, wie schwer man sich damit tut. Wir haben das auch in diesem Untersuchungskurs gemacht. Kurzum, ich glaube, daß wir mit solchen konkreten Ansätzen eine psychosomatische Grundhaltung sehr viel besser vermitteln können, als mit großartigen Theoriengebäuden, die an der Praxis vorbeigehen.

Wilke: Mir leuchtet das sehr ein. Wenn man das mal mit Praktikern machen würde, die seit 20 Jahren in der Praxis sind, wenn die sich nochmal gegenseitig auf diese Weise erfühlen könnten, ich glaube, das wäre schon sehr sinnvoll. Und Sie, Herr Wesiack, sagen ja eigentlich auch, daß die Lehrbücher andere schreiben sollten, nämlich Praktiker. Aber eigentlich wollte ich nochmals zu Herrn Fassbender kommen, wegen des „Punktes Null", auf den es immer wieder zurückzukommen gilt: Ich sehe da mehr drin als eine taktische Überlegung und versuche es mal mehr inhaltlich zu verstehen. Für mich ist der Punkt Null einer psychodynamischen Sichtweise immer der Punkt, wenn ich mit dem Patienten z.B. zum Röntgen gehe und ihm den Magen oder das Kolon röntge, wenn ich also wieder ganz beim Körper bin. Und für mich ist dieser Rückschritt, ich sage es jetzt mal so, für den Psychodynamiker ist es ja ein Rückschritt auf den Punkt Null, immer sehr lehrreich, weil ich dann wieder gezwungen bin, den Menschen als ganzes zu verstehen. Und ich glaube, daß wir uns diese Disziplin auferlegen sollten, wenn wir irgendwie im Feld „Psychosomatik" lehrend tätig werden, diesen Weg auch selbst immer wieder zurückzugehen, weil es sich sonst, das ist meine Erfahrung, nach einer gewissen Zeit wirklich so entwickelt, daß wir in eine Außenseiterposition kommen. Dem können wir nur dadurch entgehen, daß wir immer wieder direkt mit dem Patienten auch im körperlichen Bereich arbeiten.

Literatur

1. Akademie für ärztliche Fortbildung Niedersachsen (Hrsg) (1982) Ärztliche Fortbildung in Niedersachsen. Eigenverlag, Hannover
2. Argelander H (1972) Gruppenprozesse. Wege zur Anwendung der Psychoanalyse in Behandlung, Lehre und Forschung. Rowohlt, Reinbek
3. Balint M (1968) Erfahrungen mit Ausbildungs- und Forschungsseminaren. Psyche 22: 679–688
4. Bauer M (Stuttg), Bosch G, Freyberger H, et al. (1976) Psychoatrie. Psychosomatik – Psychotherapie. Thieme, Stuttgart
5. Becker D, Paal J (1978) Arbeitsgemeinschaft für den Erwerb des Zusatztitels „Psychotherapie" – ein Modell aus Hessen? –. Hessisches Ärzteblatt Heft 5
6. Beese F (1980) Psychosoziale Störungen und psychisch bedingte Erkrankungen, Übergänge und Abgrenzungen. Prax Psychother Psychosom 25: 13–27
7. Brown C: Zit. bei Renschler et al. 1980, S. 134
8. Cohn RC (1974) Zur Grundlage des themenzentrierten interaktionellen Systems. Gruppendynamik 5: 150–159
9. Dahmer J (1971) Praktische Curriculum-Entwicklung in der Medizin. Dtsch 1: 23–26
10. Dahmer J (1973) Ausbildungsziel, Arzt. Thieme, Stuttgart
11. Dubach, UC, Rechenberg KN von (1977) Krankheitsverständnis und Patienten-Arzt-Beziehung in der Ambulanz. Dtsch Med Wochenschr 102: 1239–1244
12. Dührssen A (1972) Analytische Psychotherapie in Theorie, Praxis und Ergebnissen. Vandenhoeck & Ruprecht, Göttingen
13. Ehebald U (1979) Verhaltenstherapie und Gesprächstherapie als alternative Ausbildungsgänge der Zusatzbezeichnung „Psychotherapie". Spektrum 8/6: 179–184
14. Eicke D (1978) Analytische Gruppentherapie als Selbsterfahrung im Rahmen der Weiterbildung in Psychotherapie. Prax Psychother 23: 73–79
15. Ekstein R, Wallerstein RS (1972) The teaching and learning of psychotherapy, 2nd edn. International Universities Press, New York
16. Ellis JR: Zit. bei Lüth 1971, S. 125

17. Enke H (1979) Sozialtherapie und Psychotherapie. Vortrag anläßlich der Lindauer Psychotherapiewochen, 23. 4. 1979
18. Ehrmann M (1977) Prävention als Schulung sozialer Kompetenz. Vier Thesen zum Standort psychotherapeutischer Vorsorge. Psychother Med Psychol 27: 1–5
19. Ferchland-Malzahn E, Lermer SP (1978) Lernaspekte und Rollen in der psychotherapeutischen Fortbildung bei – am Beispiel einer Fragebogenerhebung bei Teilnehmern und Gruppenleitern der Lindauer Psychologiewochen 1976. Gruppenpsychother Gruppendyn 13: 31–55
20. Fürstenau P (1979) Zur Theorie psychoanalytischer Praxis. Klett-Cotta, Stuttgart
21. Geissler KA (Hrsg) (1979) Gruppendynamik für Lehrer. Rowohlt, Reinbek
22. Hardt J, Hirschfeld M, Inowlocki L (1981) Zur Dimensionierung psychotherapeutischer Kompetenz. Psyche (Stuttg) 8: 733–746
23. Harling, HO, Mentzel G (1981) Der Weiterbildungskreis Zwesten. In: Mentzel G (Hrsg) Die psychosomatische Kurklinik. Vandenhoeck & Ruprecht, Göttingen Zürich
24. Hartmann F (1976) Von der Diagnose zum problemoffenen Krankenbericht. Therapiewoche 26: 916–931
25. Heigl F (1980) Psychotherapeuten vor der Lebensmitte. Prax Psychother Psychosom 25: 163–171
26. Heigl-Evers A (1972) Psychoanalytische Ausbildung. Psychother Med Psychol 22: 103–112
27. Heigl-Evers A (1974) Die Gruppe als Medium im Unterricht und in der Psychotherapie. Gruppenpsychother Gruppendyn 8/3: 227–243
28. Heigl-Evers A (1975) Die Stufentechnik der Supervision – eine Methode zum Erlernen der psychoanalytischen Beobachtungs- und Schlußbildungsmethode im Rahmen der angewandten Psychoanalyse. Gruppenpsychother Gruppendyn 9: 43–54
29. Heigl-Evers A, Heigl F (1973) Die themenzentrierte interaktionelle Gruppenmethode (R. C. Cohn), Erfahrungen, Überlegungen. Gruppenpsychother Gruppendyn 7: 237–255
30. Heigl-Evers A, Heigl F (1975) Ausbildung in individueller und Gruppenpsychotherapie auf psychoanalytischer Grundlage. In: Kisker KP, Meyer JE, Müller C, Strömgren E (Hrsg) Psychiatrie der Gegenwart, 2. Aufl. Bd. III. Springer, Berlin Heidelberg New York
31. Heigl-Evers A, Heigl F (1976) Zur Berufserziehung des Psychotherapeuten. Prax Psychother 21: 1–10
32. Hoffmann B (1982) Handbuch des autogenen Trainings, 4. Aufl. Deutscher Taschenbuchverlag, München
33. Joraschky P, Köhle K (1979) Psychosomatische Konsultations- und Liaisondienste. In: Uexküll Th von (Hrsg) Lehrbuch der psychosomatischen Medizin. Urban & Schwarzenberg, München
34. Jork K (1979) Die Vermittlung nichtkognitiver Fähigkeiten im Fach Allgemeinmedizin. Dtsch Ärztebl 1: 27–29
35. Keller H, Gessner U (1980) Auswahl und Interpretation diagnostische Parameter. Internist (Berlin) 21: 173–180
36. Kimball CP, Krakowski AJ (1979) The teaching of psychosomatic medivine and consultation – Liaison psychiatry. Karger, Basel
37. Knoepfel HK (1980) Einführung in die Balint-Gruppenarbeit. Fischer, Stuttgart New York
38. Koch U, Grippain P (1978) Arzt-Patienten-Verhältnis aus der Sicht des Arztes. Psycho 4: 404–413
39. Kutter P (1976) Probleme in der Vermittlung von Psychoanalyse an Hochschulen. Gruppenpsychother Gruppendyn 11: 60–88
40. Kutter P (1981) Empathische Kompetenz-Begriff, Training, Forschung. Psychother Med Psychol 31: 37–41
41. Lüscher T, Siegenthaler W, Vetter W (1982) Compliance. Dtsch Med Wochenschr 107: 1299–1302
42. Lüth P (1971) Lehren und Lernen in der Medizin. Thieme, Stuttgart
43. Mentzel G (1975) Psychotherapeutische Weiterbildung von Ärzten in Kurkliniken. Prax Psychother 20/2: 83–90
44. Mitscherlich A (1978) Das Ich und die Vielen. Piper, München Zürich
45. Mitscherlich-Nielsen M (1970) Was macht einen guten Analytiker aus? Psyche (Stuttg) 8: 577–599
46. Neun H (1981) Zur internistisch-psychosomatischen Konsultation in einem psychotherapeutischen Fachkrankenhaus. In: Heigl F, Neun H (Hrsg) Psychotherapie im Krankenhaus. Vandenhoeck & Ruprecht, Göttingen Zürich

47. Neun H, Baering K, Dahlmann W, Lachauer R, Oberdalhoff HE (1982) Stellenbeschreibung für einen Arzt in einer psychosomatischen Einrichtung. Unveröffentlichtes Arbeitspapier anläßlich der 17. Arbeitstagung des DKPM (Deutsches Kollegium für Psychosomatische Medizin) in Lübeck
48. Neun H, Lamprecht F, Lützenkirchen I, Wittich GH (1983) Psychosomatic inpatent therapy in West-Germany. Adv Psychosom Med 11: 191–197
49. Paal J (1982) Mündliche Mitteilung eines Umfrageergebnisses
50. Petri H (1982) Balint-Gruppen mit Klinikärzten. Psyche (Stuttg) 53: 830–847
51. Raguse-Stauffer B, Raguse H (1980) Ein TZI-Modell der Supervision. Gruppenpsychother Gruppendyn 15: 78–90
52. Renschler HE (1982) Mitteilung anläßlich des 3. Rotenburger Symposions
53. Renschler HE, Freibichler H, Burkhard GP (1980) Analyse ärztlichen Handelns als Grundlage für die ärztliche Aus- und Weiterbildung. Internist (Berlin) 21: 127–135
54. Riegels V (1981) Zur Effektivität des Rollenspiels im medizin-psychologischen Unterricht. Med Psychol 7: 73–77
55. Rohde-Dachser C (1979) Ärztliche Psychotherapie-Weiterbildung in der psychiatrischen Klinik – Erfahrungen und Reflexionen am Beispiel der Medizinischen Hochschule Hannover. Psychiat Prax 6: 183–194
56. Rosin N (1981) Lernbarrieren und Widerstände in der Balint-Gruppen-Arbeit bei Psychiatern. Gruppenpsychother Gruppendyn 16: 360
57. Rudnitzki G, Huber R (1977) Kooperationsformen für die psychotherapeutische Versorgung im Aufgabenbereich des niedergelassenen Arztes. Psychother Med Psychol 27: 43–48
58. Schmitz-Gielsdorf R (1981) Psychodrama als Operationalisierung medizin-psychologischer Lernziele. Med Psychol 7: 247–251
59. Smith, HD, McWhinney JR (1975) Comparison of the diagnostic methods of family physicians and internists. J Med Educ 50: 264
60. Stolze H (1972) Psychotherapeutische Weiterbildung. Psychother Med Psychol 22: 95–103
61. Stucke W (1979) Psychotherapie – Psychoanalyse. Weiterbildung für die Zusatzbezeichnungen. Spektrum 8/4: 99–104
62. Uexküll Th von (1981) Integrierte Psychosomatische Medizin. Modelle in Praxis und Klinik. Schattauer, Stuttgart New York
63. Willi J (1979) Verständigungsschwierigkeiten in der Arzt-Psychotherapeut-Beziehung. Prax Psychother Psychosom 24: 15–24
64. Ziolko HU (1978) Psychotherapeutische Klinik und medizinische Ausbildung – Erfahrungen und Probleme. In: Beese F (Hrsg) Stationäre Psychotherapie. Vandenhoeck & Ruprecht, Göttingen Zürich

Die psychosomatische Konsultation – Anspruch und Wirklichkeit

F. Lamprecht

„Es gibt keine absolute Erkenntnis und die, welche es behaupten, seien es Wissenschaftler oder Dogmatiker, öffnen die Tür zur Tragödie" (J. Bronowski).
Der Kranke spricht zum Arzt als Betroffener. Die Betroffenheit resultiert aus leiblichen Mißempfindungen oder Funktionseinschränkungen und aus dem Bedeutungsgehalt, den der Patient diesen Mißempfindungen und Funktionseinschränkungen beimißt. Seltener wird schon am Anfang einer Begegnung seelische Not dargeboten. Der Ausdruck leiblich setzt hier schon eine Form Ichnäheren Erlebens voraus. Der Patient tritt einmal als Zeuge seines Körpers (Welt 1), seiner Umwelt (Welt 1 und Welt 3) und seines Inneren (Welt 2) auf [4] und zum anderen als Deuter dieser 3 Welten. Er teilt sich mit in nonverbalen Äußerungen, im Schweigen wie im Sprechen, wobei zu unterscheiden ist, was er in seinem Ausdrucksverhalten bezeugt und was er durch Eigeninterpretation, symbolhaften Sprachgebrauch und Gesten deutet. Der Arzt wiederum ist Teilhaber und Zeuge all dieser Vorgänge, aber auch der Vorgänge in ihm selbst, und er ist ebenfalls Deuter und Dolmetscher. Bei diesem Übersetzungsprozeß kommt ihm sein „Drittes Ohr" (T. Reik) zu Hilfe. Ziel des ärztlichen Bemühens ist es nun, den durch das Deuten entstehenden Bedeutungszusammenhang bei sich und dem Patienten zur Deckung zu bringen, wobei der kausale und finale Aspekt des Krankseins transparent wird und damit erlebnisevident. Die Selbstdeutungen des Patienten beziehen sich häufig auf Strafen, Unheil, Herausforderung und Prüfung [5]. In diesen Selbstdeutungen des Patienten wird der finale Aspekt wesentlich deutlicher als auf der Seite des Arztes, jedenfalls dann, wenn er sich auf die triebdynamischen Aspekte einer Versuchungs- und Versagungssituation beschränkt. Die angestrebte Deckungsgleichheit des Bedeutungszusammenhanges setzt einen differenzierten interaktionellen Prozeß voraus. Sie kann gelingen durch eine bei guter Einfühlung im richtigen Moment gegebenen Probedeutung, was von Balint als „flash" bezeichnet wurde und zu unmittelbarem Evidenzerleben führt. Fortdauernde, divergierende Auffassungen über den Bedeutungszusammenhang führen zur Unzufriedenheit beider Beteiligten. Die Unzufriedenheit des Patienten kann zum Arztwechsel führen, zur Inanspruchnahme paramedizinischer Bereiche, bis hin zur Zuflucht zu abenteuerlich anmutenden Therapieverfahren. Der Patient kann aber auch versuchen, durch Änderung seines Ausdrucksverhaltens (z. B. Aggravation und Symptomwandel) auf eine Einstellungsänderung des Arztes hinzuwirken. Diese Verhaltensänderung ist nur z. T. bewußt determiniert. Der vom Patienten vollzogene Arztwechsel kann mit Absprache und ohne Absprache des bis dahin behandelnden Arztes erfolgen. Der Absprache kann ein beiderseitiges Einverständnis zugrundeliegen, nämlich dann, wenn der Arzt seine Verantwortung für den Patienten nur vorübergehend einschränkt, im Prinzip also beibehält, und ohne Kränkung eine Stellungnahme

von außen einholen kann. Die Absprache kann aber auch im Zwiespalt erfolgen, wenn das Eingeständnis mangelnder Kompetenz vom Arzt schuldhaft und narzißtisch kränkbar erlebt wird, oder wenn die eigene Unfähigkeit erkannt wird, mit einem agierenden Patienten umzugehen. Damit komme ich zu den Auswirkungen der Unzufriedenheit des Arztes, derzufolge der Patient gerne überwiesen wird, was dann zur Verzettelung der Verantwortung führt, oder es werden zusätzliche Medikamente ausprobiert und an sich als unnötig erkannte diagnostische Maßnahmen wiederholt, was dann Alibifunktion hat und als Hinhaltetaktik verstanden werden kann. Diese für die Arzt-Patienten-Beziehung i. allg. geltenden Grundsätze bezüglich Hinzuziehung von Drittpersonen bedarf nun für das psychosomatische Konsil einer nuancierteren Betrachtung.

Auslösend für die Hinzuziehung eines psychosomatischen Konsiliars ist in ausschlaggebender Weise die fortdauernde Inkongruenz des Bedeutungszusammenhanges der geschilderten Beschwerden in der Perspektive des Patienten und der des Arztes. Damit wird a priori der Beziehungsaspekt in den Vordergrund gestellt, also nicht die Krankheit per se. Die Ausweitung einer dyadischen Beziehung zu einer Triade ruft Erinnerungen an die Urtriade (Vater – Mutter – Kind) wach, und sie kann damit zum Betätigungsfeld für ödipale Konflikte werden oder zur Aktivierung früherer Abwehrmechanismen führen, z. B. der Spaltung (guter Arzt – böser Arzt oder auf der Übertragungsebene guter Vater – böser Vater). Da die Motivation zur Anforderung eines psychosomatischen Konsils meistens unsymmetrisch ist, d. h. der Patient wünscht etwas, was dem überweisenden Arzt nicht paßt, oder der Arzt überredet den Patienten (sog. geschickte Patienten), bieten sich allerlei Koalitionsmöglichkeiten an. Beide Ärzte koalieren gegen den Patienten, der Patient und der psychosomatische Konsiliar verbinden sich gegen den überweisenden Arzt oder dieser mit dem Patienten gegen den psychosomatischen Konsiliar, etwa nach dem Motto „alle reden von Psyche, wir nicht, aber sei's drum". Eine letzte Möglichkeit ist die, daß der psychosomatische Konsiliar in eine pathologische Dreiecksbeziehung (Triangulation) gegen einen gemeinsamen Außenfeind einbezogen wird. Alle diese Koalitionsbildungen werden dem Anliegen des psychosomatischen Konsils nicht gerecht, wobei notgedrungen ein Beteiligter unzufrieden bleibt und damit die aus einem psychodiagnostischen Interview resultierende therapeutische Maßnahme in Frage stellt. Auch kann dies einen nachhaltigen Einfluß auf das Konsulationsverhalten des überweisenden Arztes haben, wovon dann indirekt nachfolgende Patienten betroffen wären. Kann sich der psychosomatische Konsiliar erfolgreich aus den Koalitionsbildungen heraushalten, so folgt daraus, daß sowohl der Patient als auch der überweisende Arzt beraten werden muß. Als Folge der Komplexität eines psychodiagnostisch biographischen Interviews kann sich die Beratung des die Konsultation anfordernden Arztes nicht auf ein paar schriftliche Notizen auf dem Konsiliarschein beschränken. An dieser Stelle klaffen nun Anspruch und Wirklichkeit weit auseinander. Die Erreichbarkeit und die Zeit, andere zu erreichen, ist beim psychoanalytisch tätigen Konsiliar häufig auf die 10 min vor jeder vollen Stunde beschränkt. Der das Konsil anfordernde Arzt hat ebenfalls Termine, wie Visiten, Operationen, Lehrverpflichtungen, Teambesprechung usw., die ihn schwer erreichbar machen. Was trotz beiderseitigen guten Willens nicht selten bei zu häufigen Mängeln in der Kommunikation übrig bleibt, ist keine Kommunikation, sondern ein Frustrationsgefühl. Innerhalb eines Großklinikums erscheint es mir daher am sinnvollsten, wenn die psychosomatisch tätigen Ärzte bezüglich ihrer Konsiliardiensttätigkeit bestimmten Abteilungen zugeordnet werden, und über eine persönliche Beziehung zu den Kollegen sich gemeinsam ein Verfahrensmodus entwickelt, der alles beinhalten kann, von festen Telefonzeiten über gemeinsame Mittagessen bis hin zu turnusmäßigen Treffen und Teilnahme an Visiten. Eine Fortentwicklung könnte bis zur Integration des psychosomatisch tätigen Arztes auf der betreffenden Station führen. Etwas, was inhaltlich vielen innerhalb unseres Fachgebietes als Ziel erscheint [10], würde in letzter Konsequenz die Auflösung psychosomatischer Fachabteilungen bedeuten. Man wird kaum erwarten können, daß die Initiative zur Selbstauflösung von diesen Fachabteilungen ausgeht. Die Realität nach meiner Einschätzung bezüglich der psychosomatischen Konsiliardiensttätigkeit in universitären Fachabteilungen läuft nach dem Muster einer stationsfernen Bestellpraxis ab. Dies hat den Vorteil einer störungsfreien Gesprächsatmosphäre und Nachteile wie die aufgezeigten Kommunikationsschwierigkeiten sowie den Wiederaufbau des Abwehrsystems beim Patienten, welches in der akuten Notsituation häufig durchlässig geworden ist. So kann nach meiner Erfahrung die Zugänglichkeit des Patienten in der Notaufnahme und die damit verbundene starke Übertragungsbereitschaft häufig für das weitere therapeutische Vorgehen nutzbar gemacht werden. Auch hier stößt man schnell an die Grenzen der Realität. Den Luxus einer permanenten Abrufbereitschaft wird sich heute keiner leisten können, vielmehr wäre es wünschenswert, wenn ein psychosomatisch orientierter Kollege regulären Dienst in der Notaufnahme versehen würde, was dann auch im Stellenplan berücksichtigt werden müßte. So ließe sich vielleicht mancher Herzkatheter bei Herzneurose sparen.

Im Unterschied zu den USA, wo die psychosomatische Versorgung von psychiatrischen Abteilungen wahrgenommen wird, und zwar als selbständige Dienstleistungseinheit innerhalb einer solchen Abteilung, geht die psychosomatische Versorgung bei uns mehr von der inneren Medizin aus. Während die Etablierung psychiatrischer Abteilungen mit psychosomatischen Versorgungsangeboten in den Vereinigten Staaten an Allgemeinkrankenhäusern relativ verbreitet ist, ist die psychosomatische Versorgung innerhalb kommunaler Krankenhäuser bei uns ein Notstandsgebiet. Psychosomatische Abteilungen sind hierzulande im außeruniversitären Bereich eine Rarität. Als Silberstreif am Horizont zeichnet sich die Erschaffung von Funktionsarztstellen in allgemeinen Krankenhäusern ab, die mit psychosomatisch tätigen Ärzten als Liaisonpsychosomatikern besetzt werden. Im Unterschied zu dem an eine psychosomatische Fachabteilung angebundenen Arzt ist die emotionale Belastung in einer solchen Funktionsarztposition innerhalb einer Einmannabteilung ungleich größer, wegen des verminderten Austausches unter Fachkollegen und der Diskrepanz zwischen dem, was er sehenden Auges als zu seinem Arbeitsbereich zugehörig erkennt und dem, was er zu leisten imstande ist. Mit dieser Diskrepanz muß er leben, aber für den entlastenden Erfahrungsaustausch sollte er Sorge tragen, entweder über Anbindung an sein Ausbildungsinstitut oder über Etablierung eines regionalen Kreises gleichgesinnter qualifizierter Kollegen, was in der Peripherie nicht immer leicht sein dürfte. Ein besonderer Aspekt der Belastung in einer solchen Position ist der

Umstand, daß es häufig ein sehr ungünstiges Verhältnis von psychodiagnostischer zu psychotherapeutischer Aktivität gibt. Die Effizienzkontrolle und die Rückmeldung vom Patienten über das, was mit ihm entschieden und mit ihm getan wird, entfällt. Dies muß notwendigerweise zu einer Verarmung der therapeutischen Erfahrung führen und letztlich auch der psychodiagnostischen Kompetenz, da die in der fortlaufenden Psychotherapie mögliche schrittweise Bestätigung von psychodiagnostischen Hypothesen entfällt und damit die in der erzielten Veränderung nachweisbare Bestätigung dieser Hypothesen. Daraus resultierende Selbstzweifel über das eigene Tun müssen sich notwendigerweise einstellen.

Alle geschilderten Faktoren sind zu berücksichtigen, wenn der psychosomatische Patient nicht Opfer interdisziplinärer Kompetenzstreitigkeiten werden soll [11]. Neben einigen Übersichten [7] und Berichten über spezialisierte psychosomatische Konsiliardienste [6] gibt es wenige systematische Untersuchungen über das Konsultationsverhalten von Ärzten und Patienten [1]. Um die Effizienz eines solchen psychosomatischen Konsils zu untersuchen, müßte man sich eigentlich durch eine zirkuläre Befragung bei jedem in der Triade über die beiden anderen Beteiligten informieren, was in Praxis aber schwierig durchzuführen sein dürfte, schon weil die Frage interkollegialer Beziehungen ein sehr heikles und teilweise tabuisiertes Thema ist. Vieles verrät sich natürlich über die Art der Formulierung auf dem Konsilschein. Das kann reichen von „Psyche?" bis hin zu einer umschriebenen Fragestellung, die auch das Konfliktbewußtsein des Kollegen widerspiegelt. In anderen Fragestellungen wiederum drückt sich die Mißachtung unseres Fachgebietes durch den Kollegen aus. So wurde kürzlich um ein eiliges psychosomatisches Konsil gebeten, da bei der Patientin, um die es ging, um 15.00 Uhr des gleichen Tages eine Schwangerschaftsunterbrechung im 5. Monat – der Anästhesist sei schon bestellt – durchgeführt werden sollte. Hierbei wird an einen psychosomatischen Konsiliar gedacht, der als Erfüllungsgehilfe für eine schon getroffene Entscheidung in Anspruch genommen wird, um einer gesetzlichen Pflicht Genüge zu leisten.

Effizienzkontrollen müßten sich in erster Linie auf die Einschätzung des Konsils durch den Patienten beziehen und zum anderen auf die Einschätzung des um Rat nachsuchenden Kollegen. Was die Einschätzung durch den Patienten angeht, haben wir Informationen, die im Rahmen einer Untersuchung gewonnen wurden [8], welche die Bestimmung des Ausmaßes und der Einflußgrößen auf die Compliance im Hinblick auf die im psychosomatischen Konsulationsdienst ausgesprochenen Therapieempfehlungen zum Ziel hatte. Die Einschätzung der Konsultation durch den das Konsil anfordernden Arzt ist meines Wissens bislang nicht untersucht worden. Ich habe deswegen eine Konsultations-Evaluations-Form entwickelt (Tabelle 1), mit der aber noch keine Untersuchungen vorliegen.

Aus der zitierten Untersuchung über die Patienteneinschätzungen möchte ich die wichtigsten Befunde hier zusammenfassend zitieren [8]: In dieser Untersuchung stellte sich heraus, daß die Compliancerate bezüglich der Therapieempfehlungen mit 36% im unteren Drittel einer Skala vergleichbarer Untersuchungen liegt. Als mögliche Einflußgrößen der Compliancerate wurden demographische und klinische Merkmale des Patienten, der Arzt-Patienten-Beziehung und die Art der therapeutischen Empfehlungen herangezogen. Dabei erwiesen sich die Varia-

Tabelle 1. Konsultations-Evaluations-Form nach Lamprecht

Der mit dem Konsil beauftragte Arzt		Datum
Patient: Name		Krankenblatt-Code
Der das Konsil anfordernde Arzt		
1. Im Hinblick auf die Dringlichkeit der Situation wurde die Konsultation ausgeführt:		
zu langsam	einigermaßen schnell	sehr schnell
2. Die Fragen des die Konsultation anfordernden Arztes wurden beantwortet:		
inadäquat	adäquat	hervorragend
3. Wenn eine Diagnose gegeben wurde, wurde die Grundlage für die Diagnose offensichtlich:		
inadäquat	adäquat	sehr klar
4. Wenn Handlungsanweisungen gegeben wurden, waren diese:		
a) nicht klar	einigermaßen klar	sehr klar
b) nicht hilfreich	einigermaßen hilfreich	sehr hilfreich
5. Wenn Handlungsanweisungen gegeben wurden, wurden dann die Gründe erklärt:		
inadäquat	adäquat	sehr klar
6. Trat der um das Konsil gebetene Arzt mit dem das Konsil anfordernden Arzt in Kontakt:		
schriftliche Antwort	Telefonkontakt	persönliches Treffen
(Mehrfachankreuzungen möglich)		
7. Hat dem das Konsil anfordernden Arzt das Konsil erweiterten Einblick in das Problem mit seinem Patienten verschafft:		
überhaupt nicht	etwas	sehr deutlich
8. Gibt es andere positive oder negative Bemerkungen über die Konsultation, formulieren Sie diese bitte auf der Rückseite.		

blen, die auch für die psychoanalytische Psychotherapie als prognostisch günstig angesehen werden, als signifikant mit der Patientencompliance korreliert. Überdurchschnittlich hohe Complianceraten fanden sich bei Personen zwischen 30 und 39 Jahren, bei alleinlebenden Personen, bei höherem Sozialstatus, bei einer zwanghaft akzentuierten Strukturdiagnose, bei Überweisungsdiagnosen, bei denen primär neurotische Symptome im Vordergrund standen, bei einem Überweisungsmodus auf Initiative des Patienten und bei einer gegenüber der therapeutischen Empfehlung aufgeschlossenen Haltung des Hausarztes. Besonders sei hier die Bedeutung der Einstellung des Hausarztes bzw. des überweisenden Arztes zur psychosomatischen Medizin hervorgehoben, die sich unmittelbar dem Patienten mitzuteilen scheint und sich dann auf sein Complianceverhalten bezüglich der in der Konsultation ausgesprochenen Therapieempfehlung auswirkt. Die Einschätzung der psychosomatischen Medizin durch fachfremde Kollegen ist etwas, was weniger auf gezielte Information, sondern auf Vorurteile und Fehlinformationen beruht, ein Umstand, der z.T. den Vertretern der psychosomatischen Medizin selbst anzulasten ist. Wenn sich die Frage nach dem „Wie geht es Ihnen?" inhaltlich auf die Frage nach dem Funktionszustand der Organe reduziert, so sieht man daran, daß es bei der Anforderung an eine psychosomatische Fortbildung gar nicht unbedingt um die Vermittlung von hochkomplizierten psychodynamischen Überlegungen gehen sollte, sondern um die Wiedergewin-

Tabelle 2. Modifiziertes HSP-Schema nach Lamprecht

Die Ermittlung psychosomatischer Fortbildungsbedürfnisse an Hand des modifizierten HSP-Schemas Häufigkeit Schweregrad Probleme Themen	Häufigkeit	Schweregrad	Probleme: Wissen	Probleme: Können	Probleme: Umgang mit dem Patienten	Insgesamt
1. Psychosomatische Symptomentstehung psychoanalytische / lerntheoretische / psychophysiologische Modellvorstellungen						
2. Gesprächsführung						
3. Das „dritte Ohr" oder der Arzt als Dolmetscher						
4. Beziehungsdiagnostik (Balint-Gruppen-Arbeit)						
5. Ich stehe mir im Wege (Selbsterfahrung)						
6. Kurze psychodynamische Fokaltherapie (Flash-Technik)						
7. Autogenes Training						
8. Psychopharmaka: Alibi oder Notwendigkeit						
9. Indikation für ein psychosomatisches Konsil						
10. Das andauernde Mißverständnis oder der mich nervende Patient						
11. Fehlende Krankheitseinsicht oder der sich gesund fühlende Symptomträger						
12. Die Angst vor einem operativen Eingriff						
13. Die Verweigerung ärztlicher Behandlungsmaßnahmen						
14. Gruppendynamik und Organisationsstruktur einer Station, eines Krankenhauses						
15. Der geriatrische Patient						
16. Trauer, Tod und Sterben: Die psychische Reaktion auf lebensbedrohliche Erkrankung						
17. Der Umgang mit Angehörigen						
18. Medizinische Ethik						
19. Chronische Krankheit und Rekonvaleszenz						
20. Kollegen unter sich						
21. Psychosomatische Aspekte bestimmter Symptome Krankheitsbilder Fachgebiete						
22. Ergänzende Wünsche (21 und 22 bitte eintragen)						

nung von etwas, was aufgrund komplexer Geschehnisse [9] in der Arzt-Patienten-Beziehung verlorengegangen ist. Ein wichtiger Faktor dabei dürfte das auf das kognitive Erfassen wissensmäßiger Aspekte ausgerichtete Prüfungssystem sein, in welchem affektive Lerninhalte und zu Handlungen befähigende psychomotorische Fertigkeiten nicht gefragt werden. Es geht tatsächlich um die Frage, die BUYTENDIJK in seinem Aufsatz über die Psychologie des Hausarztes stellt [2]: „Geht es den Arzt etwas an, warum jemand um Hilfe bittet oder sie zurückweist? Hat er sich in die verborgenen Gründe dieser Bitte um Hilfe zu vertiefen und also in das Verhältnis der Krankheit zu dem persönlichen Dasein des Patienten und zu dessen Umwelt?". Ich glaube, daß die meisten Kollegen die Frage im stillen Kämmerlein für sich mit ja beantworten würden, daß sie aber so handeln, als ob sie sie mit nein beantwortet hätten. Das Ausmaß an Unbeholfenheit, das sich hierin auszudrücken scheint, müßte in entsprechenden Fortbildungsangeboten psychosomatischen Inhalts mitberücksichtigt werden. Um hier nicht auf Mutmaßungen angewiesen zu sein, und um andererseits der Versuchung zu widerstehen, eine zur Passivität führende Fortbildung von oben zu entwerfen, muß eine Bedarfsanalyse für psychosomatische Belange durchgeführt werden, wobei wir von den Allgemeinmedizinern einiges lernen können [3].

Ich habe für eine solche Bedarfsanalyse das für die Ermittlung von Fortbildungsbedürfnissen bei den Ärzten für Allgemeinmedizin entwickelte HSP-Schema (Tabelle 2 u. 3) modifiziert. Dieses Schema wird sich in der Praxis als revisionsbedürftig erweisen. Ich glaube aber, daß ein psychosomatisches Fortbildungsangebot, welches sich nach einer repräsentativen Ermittlung psychosomatischer Fortbildungsbedürfnisse inhaltlich ausrichtet, von größerer Wirksamkeit und praktischer Umsetzung gefolgt sein wird.

Tabelle 3. Legende zum HSP-Schema

Klassifikation der Einzelaspekte

Häufigkeit H

0	1	2	3
selten	gelegentlich	oft	sehr oft

Schweregrad S

0	1	2	3
benigne	wichtig, auf längere Zeit arbeitsunfähig	schwer, lebensgefährlich, auf lange Sicht Invalidität	sehr schwer lebensgefährlich, binnen kurzem Invalidität

Probleme P

a) des Wissens
b) des praktischen Könnens
c) des Umgangs mit dem Patienten

0	1	2	3
unproblematisch	gelegentlich Probleme	problematisch	sehr problematisch

Dann wird, so hoffe ich, die von Buytendijk [2] gestellte Frage, ob es den Arzt etwas angeht, wenn ihn jemand um Hilfe bittet oder angebotene Hilfe zurückgewiesen wird und wie das Verhältnis von Krankheit zum persönlichen Dasein des Patienten ist, eine im ärztlichen Handeln ablesbare bejahende Antwort erfahren.

Diskussion

Klingenburg: Ihr Vortrag, und das finde ich sehr gut, hat wieder mit einem sehr viel größeren Selbstverständnis die Psychosomatik vertreten. Bei der Diskussion vorhin hat mich irritiert, daß Psychosomatik den Praktikern mit soviel Vorsicht angeboten wird, aber auch mit Methoden, die mich schon fast an Werbepsychologie erinnert haben. Ich habe mich gefragt, auch nach Ihrem Beitrag, Herr Maass, warum wir eigentlich so wenig Selbstverständnis haben. Und bei den Überlegungen zur Arbeitsplatzbeschreibung, mit der Empfehlung, wir müßten zunächst schauen, unter welchen Bedingungen die Praktiker arbeiten, da habe ich mich gefragt, ob die Hygieniker sich damals auch so gefühlt haben, als so grundlegende Neuerungen im Zusammenhang mit Hygiene und Infektionskrankheiten gefunden wurden, und ob die Ärzte sich damals auch so schwer getan haben, Waschbecken in ihren Sprechzimmern zu installieren, als dieses neue Wissen da war. Und jetzt nach dem Vortrag von Herrn Lamprecht würde ich doch meinen, daß wir unser Wissen und unsere Aspekte gar nicht so kleinlaut und so vorsichtig zu verteidigen brauchen. Ich weiß, wie schwierig und kränkbar die Kollegen oft sind, aber ich denke, das hat auch viel mit uns, nämlich mit unserer Unsicherheit, zu tun, wenn wir uns selbst ständig in Frage stellen: Was machen wir eigentlich, wie wirksam ist es, und was z. B. ist eine gute Methode?

Maass: Ich habe versucht, mit meinem Votum vorhin, mal für mich, so ein Stück Naivität herzustellen und das, was bisher vorgetragen und erarbeitet wurde, einmal auf zukünftige Lernziele hin zu befragen. Und wenn ich versuche, das vorläufig zusammenzufassen, dann glaube ich, daß die meisten der Referenten dafür eingetreten sind, möglichst, wie ich es mal genannt habe, die intrapersonale Integration des körperlichen, des geistig-seelischen und des sozialen Aspekts des Krankseins in der Fortbildung vereinigt zu sehen, in Verbindung mit dem heute gültigen multikonditionalen Krankheitsbild. Wenn wir, wie Buchborn das in Wiesbaden auf einem Internistenkongreß sagte, die Krankheit wirklich sehen als dieses multikonditionale Gefüge von körperlichen, geistig-seelischen und sozialen Faktoren, müßte das ja eigentlich auch ein Äquivalent haben in unserer eigenen Tätigkeit, d. h. daß wir möglichst den körperlichen Aspekt, wie Sie, Herr Wilke, es auch gesagt haben, drin behalten, um auch den Dialog mit dem Kollegen auf einer identifikatorischen Ebene aufrechterhalten zu können. Und das Lernziel, das Sie, Herr Schüffel, in Ihrem ersten Vortrag anvisiert hatten, das Lernziel „Interaktion", ist für mich in den Beiträgen eigentlich immer deutlicher geworden. Das heißt, die Grundlage unserer Fortbildungsaktivität ist offenbar darin zu sehen, daß wir uns mehr und mehr auch auf die Interaktion Arzt – Patient oder Pflegepersonal – Patient beziehen, also ein ausgesprochen *interaktionszentriertes Fortbildungsmodell* anstreben sollten. Das ist für mein Verständnis die Grundlage der zukünftigen Fortbildungsaktivitäten. Und dabei stellt sich eben die Frage, ob wir das in einer einfachen Form betreiben, was ich mit meiner naiven Frage vorhin zur Diskussion bringen wollte. Wir wollen ja die Frage stellen: Was macht der Patient mit mir, was machen wir mit dem Patienten? Also die alte Balint-Grundfrage, mit der wir die Wiederholung der Grundstörung beim organischen oder seelischen Kranksein der Arzt-Patienten-Beziehung ja neu erkennen wollen, um das zu verstehen. Das wäre für mich im Grunde ein *Hinzufügen* zu dem ärztlichen Instrumentarium, wo die Untersuchung zunächst ja, im alten Sinne, über die Sinnesorgane geht, nämlich Sehen, Hören, Riechen, Schmecken, Tasten. Das sind ja die ursprünglichen Inspektionskriterien bei der Untersuchung. Und wir würden jetzt eigentlich nur noch eines hinzufügen, und das wäre eine eminent ärztliche Aufgabe: nämlich das *Erfühlen des Patienten durch Empathie*. Das ist der zentrale Aspekt, den wir in unsere psychosomatische Fortbildung einzubeziehen haben. Aber, und das ist eine Frage, bei der ich noch unsicher bin: Warum wollen wir denn eigentlich die Wiederholung der Grundstörung in der Arzt-Patienten-Beziehung erarbeiten und sichtbar, transparent machen und im Sinne etwa der Schönhals-Seminare und der Balint-Gruppen die Wahrnehmung der Ärzte dafür erweitern? Das ist ja eine Wahrnehmungserweiterung. Dahinter steckt doch eigentlich, daß wir versuchen, die mit dieser Wiederholung der Grundstörung verbundenen Konflikte, Ängste und Abwehrmechanismen transparent zu machen und in der Klinik wie in der Praxis zu erarbeiten. Wie reagieren eigentlich die Kollegen darauf, die aus der Balint-Gruppe nach Hause gehen in die Praxis, was machen sie damit? Geben sie eigentlich Deutungen oder was ist das, was sie damit tun? Wollen sie dann tatsächlich ein klein bißchen psychotherapeutisch arbeiten in der Praxis, und wie ist das Instrumentarium, mit dem sie dann ausgerüstet an die Arbeit am Patienten gehen, sowohl in der Klinik als auch in der Praxis draußen? Das wollte ich noch offen lassen. Zunächst geht es doch, glaube ich, um die Vermittlung von etwas anderem, ein anderes Lernziel, nämlich die Internalisierung von Haltungsstilen. Wir wissen aus den internationalen Vergleichen der Psychotherapieforschung, daß eigentlich nicht die Schule oder die Methode das Wirksame ist – deswegen habe ich vorhin mal so aufmüpfig-kritisch dieses Problem angeschnitten –, sondern, daß eigentlich die *Persönlichkeit des behandelnden Arztes* von entscheidender Bedeutung ist. Das, meine ich, können wir den Kollegen in der Fortbildung vermitteln: Die *Identifizierung mit unserem Haltungsstil,* eine „Ich-psychologischen Grundeinstellung", wie ich es nenne. Es geht darum, die Krankheit nicht zu bewerten als ein „igitt, der ist Hysteriker" oder „es ist ein Spinner" oder „Neuropath", wie oft gesagt wird, sondern, daß wir unter Krankheit immer etwas Adaptatives, eine Anpassung an eine große innere Not des Menschen verstehen, so lästig, so auffällig, so furchtbar dieser Kranke auch für uns ist, und daß wir hier allmählich in der Balint-Gruppen-Arbeit eine völlig andere Einstellung zum Patienten entwickeln können, wobei die Kollegen in der Fortbildung sich dann identifizieren können mit unserer Haltung, nicht zu verurteilen oder zu bewerten, sondern zu verstehen: durch Einfühlung zu verstehen, die Anpassungsleistung des Kranken in Krankheit und Krise zu einer positiven Basis der Zusammenarbeit zu machen. Das sind für mich mal vorläufig ein paar Punkte, die ich im Hinblick auf spätere Formulierungen unserer Fortbildungsbemühung aufzeigen wollte.

Fassbender: Ich möchte noch einmal auf Herrn Lamprecht zurückkommen. Die in Ihrem HSP-Schema aufgelisteten Themenangebote: Haben Sie die schon appliziert, d.h. sind Sie damit schon irgendwo zu einer Fortbildungsakademie gegangen oder haben Sie die Themen von Ärzten mal ankreuzen lassen in bezug auf Häufigkeit, Schwierigkeit und, was uns ja besonders interessiert, die Probleme? Ihre Themenliste hat mich beeindruckt, auch von der Formulierung her, und ich vermute, daß das auch den niedergelassenen Arzt anspricht.

Lamprecht: Ich habe es noch nicht probiert. Ich habe mich in der Vorbereitung dieses Vortrages bei den Allgemeinmedizinern umgetan und geschaut, wie machen die das. Und die sind ja eigentlich in der Diskussion ein bißchen weiter als wir, und deswegen dachte ich, wie kann man dieses Schema, das in der allgemeinärztlichen Fortbildung ja häufig schon Verwendung findet, auch für unsere Problemstellungen anwenden. Nun konnte ich aber vor diesem Vortrag nicht mehr eine praktische Erhebung machen und habe deswegen auf die Konsilscheine zurückgegriffen, die ich in den letzten Jahren gesehen habe. Das ist natürlich eine indirekte Schlußfolgerung auf mögliche interessante Themenangebote. Ob das jetzt tatsächlich die Probleme und Fortbildungsbedürfnisse der überweisenden Ärzte sind? Ich weiß es nicht, aber eigentlich läßt sich aus der Formulierung der Anforderung doch relativ klar ersehen, daß dort nicht nur die Probleme des Patienten stehen, sondern auch das Problem des überweisenden Arztes, das Problem, das er mit diesen Patienten hat.

Renschler: Das HSP-Schema ist sehr attraktiv, es ist allerdings schon 20 Jahre alt. Wenn wir aber aus Amerika abschauen, dann sollten wir nach der Neuzeit in Amerika schauen. Das Paradigma, das im Moment gültig ist, ist, daß mit dem, was die Ärzte angekreuzt haben, kein Erfolg in der Fortbildung zu erzielen ist, weil das alle machen. Das ist etwas, mit welchem sich alle auf dem laufenden halten, weil das ihre Interessengebiete sind. Bei Mehrheitsankreuzungen in solchen Fragebogen kann man durch Fortbildung nichts erreichen. Durch Fortbildung kann man nur dort etwas erreichen, wo Lücken sind, wo der Betreffende nicht weiß, was Psychotherapeuten und Psychosomatiker wissen. Das ist der Unterschied zwischen dem, was einer vorgibt zu tun, und dem, was er tut. Und diese Diskrepanz ist sehr groß.

Fassbender: Wenn ich Ihren Vortrag gestern richtig verstanden habe, haben Sie gesagt, man darf den Ärzten nicht das anbieten, was sie schon können oder was sie mögen, sondern man muß ihnen Problemlösungshilfe geben. Aber das Schema heißt HSP und „P" ist das Problem.

Renschler: Wie verstehen Sie Problem? Als Schwierigkeit? Das ist aber nicht das, was Problem im internationalen Schrifttum bedeutet.

Lamprecht: Ich meine es aber schon als „Schwierigkeit". Ich meinte, es auch so gesagt zu haben. Ich bin Ihnen dankbar für Ihren Hinweis, weil ich die neuere amerikanische Literatur hierüber nicht kenne. Ich würde es aber für problematisch halten, ein Fortbildungsprogramm zu entwerfen, wo wir sozusagen tun, als ob wir wüßten, was die brauchen, und die selbst das nicht wissen.

Neun: Ich habe jetzt hinsichtlich der Fortentwicklung unserer Diskussion doch eine deutlichere Sicht, wohin die Mehrheit der Zielvorstellungen geht. Jetzt finde ich es aber wichtig für den Fortgang, daß wir uns über die *Form* der Fortbildung noch deutlicher unterhalten, sei es nun ein Peer-learning, sei es eine Balint-Gruppen-Form, auf die wir nachher noch intensiver eingehen, oder sei es dieses patientennahe Modell einer Dreipersonenbeziehung, also: anfordernder Arzt, Konsiliararzt, Patient. Da würde ich gerne aus eigenem Interesse fragen, Herr Lamprecht, weil ich das selbst auch praktiziere, welche Vorstellung Sie in dieser Beziehung von *Ihrer* Rolle haben. Ich sehe 2 mögliche Rollen, soweit Sie nicht rein traditionelle Konsultation machen, also nur den Patienten sehen. Wenn Sie also Ihre Beziehung zu dem Arzt mit einbeziehen, dann habe ich vorläufig 2 Vorstellungen: nämlich eine Konsultationsbeziehung, die sehr an Supervision erinnert, und eine Konsultation, die auch Aspekte einer Kotherapie haben könnte. Beide Rollen wären dann genauer zu klären. Wie stehen Sie dazu?

Lamprecht: Ich glaube, daß die psychosomatische Konsultation, wenn sie richtig verstanden wird, immer auch eine unbegrenzte Fortbildung des Arztes ist, der um Konsultation gebeten hat. Und das sollte erfahrungsgemäß in einem persönlichen Kontakt vonstatten gehen. Deswegen glaube ich also nicht, daß die schriftliche Beantwortung eines Konsilscheines ausreicht, um diesem Anspruch Rechnung zu tragen. Das wäre auch gleichzeitig mein Rollenverständnis.

Neun: Es gibt ja keine Supervision ohne Auftrag, d.h. ich kann mir keine sinnvolle vorstellen, und ich kann mir auch eine kotherapeutische Funktion nur vorstellen, wenn anfordernder Arzt und Konsiliar von einem Konsens ausgehen. Und da sehe ich die Schwierigkeit von Fall zu Fall. Wo können Sie einen kotherapeutischen Ansatz machen, wie sind da Ihre Erfahrungen?

Lamprecht: Meine Erfahrung ist, daß bereits 1 oder 2 Konsultationen ausreichen, um in die Beziehung anfordernder Arzt – Patient einen Impuls, ein Input, zu geben, so daß der anfordernde Arzt dann allein damit weiterkommen kann. Wenn ich der Meinung bin, daß ein längerfristiges therapeutisches Angebot vonnöten ist, dann setze ich mich mit dem Kollegen zusammen, und wir diskutieren aus, ob das auch aus seiner Perspektive sinnvoll ist, und dann wird gemeinsam entschieden.

Wilke: Ich glaube, man muß unterscheiden, ob das Konsilschreiben primär vom Patienten induziert ist, der sagt, ich möchte auch einmal mit einem anderen Arzt sprechen, was selten ist, aber durchaus ab und zu mal vorkommt, oder ob das Konsilschreiben von dem Kollegen ausgeht, der merkt, daß er selbst Hilfe braucht. Das zweite ist sicher sehr viel häufiger, und das kann dann durchaus dazu führen, daß man sich gemeinsam entscheidet oder sich entschließt, z.B. einen Fall komplexer Natur, in der Klinikkonferenz, wo Problemfälle vorgestellt werden, gemeinsam vorzustellen. Das hängt aber eben sehr davon ab, wie weit man sich persönlich kennt. Das haben Sie ja angedeutet.

Literatur

1. Ahrens S (1982) Konsultationsverhalten psychosomatischer Patienten. Z Psychosom Med Psychoanal 28: 242–254
2. Buytendijk FII (1956) Psychologie des Hausarztes. In: von Weizäcker V (Hrsg) Arzt im Irrsaal der Zeit. Eine Freundesgabe zum 70. Geburtstag. Vandenhoeck & Ruprecht, Göttingen, S 142–156
3. Dreibholz AI (1980) Die Mängel der bisherigen allgemeinärztlichen Fortbildung und die Behebung dieser Mängel. In: Dreibholz J (Hrsg) Neue Wege allgemeinärztlicher Fortbildung. Schriftenreihe des BPA 9. Krüger, Dortmund, S 16–19
4. Eccles IC (1978) Das Problem von Gehirn und Geist. In: Stamm RA, Zeier (Hrsg) Die Psychologie des 20. Jahrhunderts, Bd IV. Kindler, Zürich S 1131–1177
5. Entralgo PL (1969) Arzt und Patient. Zwischenmenschliche Beziehungen in der Geschichte der Medizin. Kindler, München, S 172
6. Freyberger H (ed) (1980) Psychotherapeutic interventions in life-threatening illness. In: Advances in Psychosomatic Medicine, Vol 10. Karger, Basel
7. Joraschky P, Köhle K (1979) Psychosomatische Konsultations- und Liaisondienste. In: Uexküll T von (Hrsg) Lehrbuch der Psychosomatischen Medizin. Urban & Schwarzenberg, München, S 281–292
8. Köcher D (1982) Patienten-Compliance im psychosomatischen Konsiliardienst: Ausmaß- und Einflußgrößen. Inaugural Diss., Freie Universität, Berlin
9. Lamprecht F (1979) Arzt, Patient und Krankheit im Blickfeld der Medizinischen Psychologie. Z Allg Med 55: 1837–1846
10. Uexküll T v (1982) Integrierte Psychosomatische Medizin. Modelle in Praxis und Klinik. Schattauer, Stuttgart New York
11. Zander W (1979) Der psychosomatische Patient als Opfer interdisziplinärer Kompetenzstreitigkeiten. Prax Psychother Psychosom 24/5: 247–254

Die Balint-Methode in der ärztlichen Weiterbildung – Was kann der Arzt in der Balint-Gruppen-Arbeit lernen?

W. Wesiack

Der Problempatient in der ärztlichen Praxis

Im Umgang mit unseren Problempatienten, also jenen, die trotz Einsatzes aller verfügbaren diagnostischen und therapeutischen Verfahren keine Besserung zeigen und uns daher „auf die Nerven gehen", spüren wir als erfahrene Ärzte, daß hier meist „seelische Probleme", d.h. Beziehungsprobleme, eine zentrale Rolle spielen, können aber unseren Patienten meist nicht recht helfen, und zwar aus folgenden Gründen:

1. Die Probleme sind zu kompliziert.
2. Wir haben nie systematisch gelernt, damit umzugehen.
3. Wir haben zu wenig Zeit.
4. Wir verspüren meist auch keine besondere Lust, uns damit zu beschäftigen.

Die Mitarbeit an einer Balint-Gruppe kann uns hier weiterhelfen.

Was ist Balint-Gruppen-Arbeit?

Vor über 30 Jahren hatte Michael Balint die geniale Idee, mit einer Gruppe von Allgemeinärzten zusammenzuarbeiten, um als Psychoanalytiker von ihnen die Probleme der ärztlichen Praxis kennenzulernen und sie in der Gruppenarbeit in die Grundzüge der Beziehungsdiagnostik, Beziehungspathologie und Beziehungstherapie einzuführen. Dabei zeigt sich ein hochinteressantes Phänomen, auf dem letztlich, wenn ich richtig sehe, die ganze Fruchtbarkeit und Tiefe der Balint-Gruppen-Arbeit beruht: Es zeigt sich nämlich, daß sich die gesamte Beziehungsproblematik des Patienten in der konkreten und daher meist für den Arzt problematischen Interaktion zwischen ihm und seinem Patienten wiederfindet, wenn auch in einer durch die Persönlichkeit des Arztes mehr oder minder stark modifizierten Form. Indem nun der Arzt darüber in der Gruppe berichtet, vollzieht sich zwischen ihm und der Gruppe ähnliches. Das im Erleben und im Bericht des referierenden Arztes sich darstellende Beziehungsproblem des Patienten induziert einen Gruppenprozeß, der wiederum die Beziehungsproblematik des Patienten darstellt, jetzt allerdings gebrochen und widergespiegelt durch das Erleben der einzelnen Gruppenteilnehmer, wodurch das Problem gewissermaßen prismatisch in viele Facetten der ursprünglichen Problematik aufgelöst und dadurch einerseits verbreitert und vertieft, andererseits aber auch durch zusätzliche Faktoren, nämlich durch die individuelle Psychodynamik der einzelnen Gruppenmitglieder und durch den unabhängig vom referierten Fall ablaufenden Gruppenprozeß kompliziert wird.

Die Lernziele der Balint-Gruppen-Arbeit

1. An erster Stelle wäre eine *partnerschaftlich-interaktionelle Einstellung* zum Patienten zu erwähnen. Der Patient ist nicht mehr Objekt der ärztlichen Diagnostik und Therapie, sondern Partner, mit dem gemeinsam nach den Ursachen und nach einer besseren Lösung seiner Lebensprobleme gesucht wird.
2. Um dieses angestrebte Ziel in etwa erreichen zu können, sollte der Gruppenteilnehmer die meist *unbewußte Beziehungsproblematik* seiner Patienten erkennen und damit die Grundzüge der Beziehungspathologie erlernen und erlebend erfahren.
3. Er lernt dabei seine *„emotionale Resonanz"*, seine „Gegenübertragung" auf den Patienten als *wichtigstes diagnostisches Indiz* für die Beziehungsproblematik seiner Patienten kennen.
4. Dies kann er nur, wenn er sich selbst als wichtigstes diagnostisches und therapeutisches Instrument immer besser kennenlernt. Er gewinnt gewissermaßen nebenbei an *Selbsterfahrung* und lernt so die „Droge Arzt", ihre „Pharmakologie" und auch ihre „Toxikologie" immer besser kennen und einsetzen.
5. Zwanglos erlernt er dabei die *„Technik" des* gut geführten analytisch orientierten *diagnostisch-therapeutischen ärztlichen Gespräches.*
6. Er lernt das Einfügen von Befunden und klinischen Diagnosen, z.B. „Herzinsuffizienz", „Ulcus duodeni" und „Depression", in eine umfassende *Gesamt- und Beziehungsdiagnose.* (Warum und in welchen Situationen bekommen unsere Patienten ihre Krankheiten? Warum verschlechtern sie sich, wenn sich die anderen bessern? usw.)
7. Er lernt auch viele Problemfälle anderer Kollegen kennen, „die auch nur mit Wasser kochen können", sieht jetzt besser, was er alles bereits selbst geleistet hat, und fühlt sich dadurch *emotional entlastet und gestützt.*
8. Er lernt mit den *beengenden Rahmenbedingungen* der Praxis, v. a. mit dem Zeitproblem, besser umzugehen, d.h. er lernt die Droge Arzt besser zu dosieren und einiges mehr.

Es ist gut möglich, ja sogar wahrscheinlich, daß ich einige Lernziele und Lerninhalte, die durch die Balint-Gruppen-Arbeit vermittelt werden, nicht aufgezählt habe. Allein die aufgezählten, so meine ich, rechtfertigen jedoch das Urteil, daß Balint-Gruppen-Arbeit für jeden, insbesondere aber für den niedergelassenen Arzt und für den Arzt für Allgemeinmedizin, durch keine andere Aus-, Weiter- und Fortbildungsmethode ersetzt werden kann und sich daher mit Recht zunehmender Beliebtheit erfreut. Für den psychosomatisch tätigen Arzt stellt sie zweifellos eine der effizientesten Weiterbildungsmethoden dar.

Diskussion

Maass: Zunächst noch einen kurzen Nachtrag zu einer Bemerkung von Herrn Lamprecht: „Indem wir uns hier um die Fortbildung unserer Kollegen bemühen,

tun wir ja in erster Linie etwas für die bessere Versorgung der Patienten, indirekt für unsere Kollegen." Wir haben in der DKD, in unserem Patientenfragebogen, folgende Fragen eingearbeitet: „Glauben Sie, daß es sich bei Ihren Störungen um nervöse Beschwerden handeln könnte?" Erstaunlicherweise haben über 50% aller Patienten diese Frage bejaht. Und unter den restlichen Patienten, die das nicht angaben, sind sehr viele, bei denen aber dann im Interview durchaus ein neues Verständnis ihres Krankseins angebahnt werden konnte. Das heißt, wenn wir hier über Ärztefortbildung reden, sollten wir auch davon ausgehen, daß die Patienten ein sehr viel größeres Bedürfnis nach Gesprächen haben, als das vielleicht von Kollegen, die noch keine psychosomatische Fortbildung erfahren haben, gedacht ist.
Nun eine Frage im Anschluß an Ihren Vortrag, Herr Wesiack. Habe ich das eigentlich richtig verstanden, daß wir in unseren Fortbildungsaktivitäten den entscheidenden Akzent auf die – ich finde diese Formulierung wunderschön – *„Beziehungspathologie"* neben der Organ- und Funktionspathologie legen, und brauchen wir denn eigentlich darüber hinaus nicht die Vermittlung auch von theoretischem Wissen über psychosomatische Medizin? Wie ist dies eigentlich in der Fortbildung mit der *Theorievermittlung?* Wollen wir uns nur auf die Beziehungspathologie in der Arzt-Patienten-Beziehung beschränken, in Balint-Gruppen oder in Stationsgruppen, die ja im Grunde auch eine Art Balint-Gruppe sind? Oder haben wir darüber hinaus auch den Anspruch, Theorienvermittlung zu betreiben?

Neun: Ich glaube am Beispiel der Balint-Gruppe kann man die didaktischen Schwierigkeiten jetzt am deutlichsten diskutieren. Alle Fortbildungsaktivitäten, die ich kenne, beziehen ein Minimalprogramm von Wissensvermittlung mit ein, das eine Balint-Gruppe eigentlich nicht leisten kann. Die Balint-Gruppe ist ein Kompromiß, nämlich eine Möglichkeit zur Selbsterfahrung wie zur Supervision. Ich habe aber noch eine Bemerkung hinsichtlich der Grenzen der Balint-Gruppen-Arbeit. Ich glaube, daß ein Teil der Balint-Gruppen-Teilnehmer in der Selbsterfahrung überstrapaziert wird, daß deren Toleranzgrenze überschritten wird. Die profitieren sicher mehr von einem Peergruppenlernen und von dem Konsultationsmodell, das Herr Lamprecht vorgestellt hat. Ich glaube, daß wir die Modelle nebeneinander sehen müßten, und die Grenzen, gerade des Selbsterfahrungsaspektes in der Balint-Gruppe, sehr wohl beachten sollten.

Lamprecht: Mich würde interessieren, ob Sie unterschiedliche Erfahrung in der Balint-Gruppen-Arbeit mit Klinikärzten und niedergelassenen Ärzten haben. Das scheint mir ein ganz fundamentaler Unterschied zu sein. Ich selbst habe den Eindruck, und darauf wurde ja jüngst auch in der Zeitschrift *„Psyche"* hingewiesen, daß der Selbsterfahrungsanteil bei den Klinikärzten wesentlich größer ist. Aus einer meiner Balint-Gruppen mit Klinikärzten, die jetzt ins 3. Jahr geht, sind von 9 Teilnehmern 5 in therapeutische Analyse gegangen, und seitdem ist der Pfeffer aus der Balint-Gruppe raus. Da wollte ich Sie mal nach Ihren Erfahrungen fragen.
Dann noch eine mehr ergänzende Bemerkung: Ich habe sehr viele Balint-Gruppen gehabt mit Medizinstudenten im praktischen Jahr, die sehr motiviert sind, weil sie neben ihren sonstigen Verpflichtungen diese zusätzliche Belastung auf

sich nehmen. Als ich die Studenten dann weiter verfolgt habe, als bestallte Ärzte, wenn sie in die Institutionen kamen, in die Weiterbildung zu Ärzten, die nicht nach der neuen Approbationsordnung ausgebildet waren, dann wurden die gewonnenen Erkenntnisse und Erfahrungen sehr schnell wieder aufgegeben. Und das ist eine sehr traurige Erfahrung, die sich fortsetzt und die ich als Circulus vitiosus innerhalb der medizinischen Ausbildung sehe: Die jungen Kollegen, die zunächst mit Enthusiasmus in die Weiterbildung gehen, werden durch die institutionellen Widerstände so verändert, daß ein, ich möchte sagen, „zweiter Deformationsprozeß" stattfindet.

v. Troschke: Ich möchte eines Ihrer Lernziele herausgreifen, das der emotionalen Entlastung und Stabilisierung. Und das möchte ich eigentlich als Fortbildungsangebot in den Vordergrund stellen und vielfältigen direkten oder indirekten Angeboten zur Problematisierung und Verunsicherung gegenüberstellen. Ich glaube, daß wir die emotionale Entlastung und Stabilisierung in den Vordergrund stellen sollten, so als Generalrezept dessen, was wir unter psychosomatischen Gesichtspunkten in der Fortbildung anzubieten haben.
Und zum zweiten, eingehend auf das, was Herr Maass gesagt hat: Ich glaube, ohne Theorievermittlung können wir überhaupt nicht auskommen. Die Frage ist bloß, ob wir Theorie anbieten zur Erklärung von Phänomenen, oder ob die Theorievermittlung den Anspruch der Unterwerfung desjenigen hat, der diese Theorie übernehmen soll, daß also derjenige, der diese Theorie anbietet, damit auch irgendwo einen Macht- und Erklärungsanspruch verbindet, was sich zumindest gruppendynamisch sehr häufig in Lehr- und Unterrichtssituationen einstellt.

Wesiack: Die erste Frage bezüglich der Theorienvermittlung haben Sie mir z. T. abgenommen. Es ist doch so: Theorienvermittlung ist um so wertvoller, je mehr sie von konkreten Situationen ausgeht. Und Medizin lernen, besteht ja gerade darin, daß wir konkrete Problemsituationen sehen, und erfahren, mit ihnen umzugehen. Gestern ist sehr viel die Rede davon gewesen, wir müßten bestimmte Verhaltensschemata erlernen. Aber das können wir ja nur, wenn wir jeweils für die bestimmten Problemsituationen geeignete Theorien haben, um sie zu bewältigen. Also, hier muß die Theorienvermittlung und das Ausgehen von der konkreten Situation sich irgendwo die Waage halten. Und man sieht ja auch, das ist jedenfalls meine Erfahrung, und ich glaube, ich habe in den letzten Jahren ziemlich viel Erfahrung mit den verschiedensten Balint-Gruppen gewonnen, daß die meisten Kollegen, die wirklich effektiv in einer Balint-Gruppe mitarbeiten, dann auch das Bedürfnis haben, in Theorieveranstaltungen zu gehen, in „Neurosenlehre", „allgemeine und spezielle Psychosomatik" usw. Also, da sehe ich kein grundsätzliches Problem. Ein Problem besteht nur dann, wenn Theorien aus dem luftleeren Raum heraus vermittelt werden. Das bringt nichts, das wird nicht angenommen.
Was die *Grenzen der Balint-Gruppen* anbetrifft, worauf Herr Neun dankenswerter Weise hingewiesen hat: Es gibt sicher Kollegen, die in einer Balint-Gruppe überfordert sind und für die eine Fallbesprechungsgruppe oder andere zunächst einmal fallzentrierte Gruppengespräche die geeignetere Form ist, ihre Problematik zu erleichtern. Ihre Frage, Herr Lamprecht: der Unterschied zwischen Klinik und Praxis. Ich glaube, da sind die Erfahrungen überall ziemlich konform, und es

ist nicht zufällig, daß Balint lange Zeit gezögert hat, überhaupt Fachärzte in seine Gruppen zu nehmen. Er hat ja zunächst nur mit Allgemeinärzten gearbeitet. Und es war für ihn ein Stück Selbstüberwindung notwendig, niedergelassene Fachärzte in seine Gruppen zu nehmen. Es war für ihn ein weiterer Selbstüberwindungsprozeß, Krankenhausärzte in die Gruppen zu nehmen, und bis zu seinem Tode hat er sich eigentlich immer gegen das gesträubt, was wir heute tun, nämlich Junior-Balint-Gruppen zu pflegen. Er hatte dafür ein sehr wichtiges Argument: Der Student kann in einer Balint-Gruppe nicht viel profitieren, weil er keine Verantwortung trägt. Dem Verantwortungsdruck der Balint-Gruppen-Teilnehmer maß Balint ebenso große Bedeutung bei, wie dem Leidensdruck des Patienten in der Psychotherapie. Aber auch der Kliniker, der Klinikassistent, hat eine geteilte Verantwortung. Er hat den Oberarzt, er hat den Chefarzt, er hat die verschiedenen Fachkonsiliarien, denen er Verantwortung abtreten kann. Er ist diesbezüglich in einer anderen Situation als der Arzt in der Praxis, auf dessen Schultern die Gesamtverantwortung lastet. Und von daher kommt es immer wieder dazu, daß auch der Selbsterfahrungsaspekt, wie Sie gesagt haben, bei Klinikärzten größer ist. Ich glaube, jeder Balint-Gruppen-Leiter hat die Erfahrung gemacht, daß man sich bei Klinikärzten und bei Studenten sehr dagegen, fast möchte ich sagen, „wehren“ muß, daß nicht das große Bedürfnis entsteht, aus der Balint-Gruppe eine Selbsterfahrungsgruppe zu machen, daß man dem gegensteuern muß, weil bei den motivierten Teilnehmern oft ganz gewaltige Selbsterfahrungsbedürfnisse – ich würde noch schärfer formulieren: „Therapiebedürfnisse“ – da sind. Und die werden von Klinikassistenten und Studenten wiederum viel direkter artikuliert als von den niedergelassenen Ärzten, die glauben, sich so etwas nicht leisten zu können.

Zur Frage der Studentenfrustration: Die Studenten lernen etwas bei uns, was sie dann später nicht ausüben können. Also dieser Praxisschock, den es eigentlich immer schon gegeben hat und den es, vielleicht nicht so stark wie in der Medizin, auch in allen anderen Berufen gibt, daß nämlich die Hochschule für Tätigkeiten ausbildet, die dann in der Praxis ganz anders aussehen, und daß das zu Frustrationen, Depressionen führt; ich glaube, das ist eine Erfahrung, die jeder junge Arzt auch früher schon gemacht hat. Ich halte diesen Praxisschock unter anderem auch für etwas Heilsames. Sicherlich, einige oder die meisten geraten in Depressionen oder passen sich an, und es geschieht nichts. Ein Teil versucht aber, die Situation doch schrittweise zu verändern, und darin liegt eine gewisse Chance. Also ich würde meinen, man kann diese Kollegen nur emotionell stützen, indem sie weiter an verschiedenen Gruppenunternehmungen teilnehmen.

Und damit wären wir bei der *„emotionalen Entlastung“*, die Sie, Herr von Troschke, zu Recht als ganz zentrales Ziel unseres Angebotes an die Kollegen sehen. Es wird mir, je länger ich mich mit diesen Fragen beschäftige, immer deutlicher, daß die emotionale Entlastung ein ganz wichtiger Faktor gerade der Balint-Gruppen-Arbeit ist. Allerdings, und das bezieht sich auf alles, was ich hier sage, es setzt eine gutgeführte Balint-Gruppe voraus. Es gibt auch Balint-Gruppen, aus denen die Referenten zerstört und emotional belastet hinausgehen, so daß vielleicht der Gruppenleiter hinterher noch eine Extrastunde mit dem Referenten verbringen muß. Das sind keine entlastenden und gutgeführten Gruppenstunden gewesen.

Renschler: Ich möchte doch noch einmal betonen, was Herr Lamprecht gesagt hat. Ich glaube, er hat ein ganz grundsätzliches Problem unseres gesamten medizinischen Lernens angesprochen: *die Lernbedingungen an unseren Institutionen,* sowohl in der Ausbildung wie in der Fortbildung. Die Erfahrung, daß man gerade in Gruppen sehr gut lernt, hat man eigentlich doch schon seit langem gemacht. Und woher kommt dann jetzt die Aufgabe dieses bewährten Lernmodells? Ich sehe da auch einen Druck der Institutionen. Als Erfolg der Fortbildung wird heute immer noch gesehen, wenn 2000 Leute im Hörsaal sitzen. Das Modell „Fortbildung in Großveranstaltungen" wird noch immer von Institutionen angeboten und als ideal dargestellt. Und auch der Praxisschock führt, glaube ich, nicht zum Aufgeben dieses Modells, sondern es heißt weiter: „Geht in den Hörsaal und dann lernt ihr." Und dann kommt natürlich das völlige Desaster, daß man in der Form eigentlich nicht viel dazulernt. Ich glaube daher, es wäre die Aufgabe der Institutionen, hier eine Hilfe anzubieten, eine andere Form der Fort- und Weiterbildung. Das was Herr Wesiack vorgestellt hat, das Modell der Balint-Gruppen, ist eigentlich ein ganz ideales Modell für das Lernen. Das wird auch gesehen von Leuten, die was zu sagen haben in der Fortbildung. Die Frage ist nur, wie man mit den 2000 Leuten fertig wird, die heute noch in Fortbildungsveranstaltungen herumsitzen und wie man die in kleinen Gruppen versorgen kann.

Rheindorf: Nach dem, was Herr Kollege Wesiack gesagt hat, müßte ich eigentlich schweigen, denn ich kann das nur restlos unterstreichen. Vorab möchte ich Ihnen aber etwas anderes sagen: Sie sollten bedenken, daß Sie den Kollegen, die Fortbildung haben wollen, mit einer anderen *Sprache* gegenübertreten müssen. Denn wir, das heißt die Akademie für Ärztliche Fortbildung, sind gescheitert, ich möchte sagen, je höher die fortbildenden Kollegen den Wissensgrad gesetzt haben und nur Theorie vermittelt haben und diese Theorie dann an den Praktiker bringen wollten. Da haben die Kollegen sich außerordentlich schnell gesperrt. Die Balint-Gruppe sehe ich also auch geradezu als ideal an. Nur wenn Sie in diesem kleinen Kreis zu 8, 10, 12 Teilnehmern antreten, dann ist das natürlich auch ein finanzielles Problem, denn in der Fortbildung spielen die Finanzen heute eine immer größere Rolle. Im Augenblick würde ich mich in der ärztlichen Fortbildung, also für die Balint-Gruppe im entsprechenden Kreis entscheiden. Sie hat sich bewährt. Darüber hinaus sollte man sich Gedanken machen, ob auch andere Gruppierungen kommen, die ein systematisches Programm über 2 oder 3 Jahre anbieten, damit sich die Kollegen daran gewöhnen können. Und da kann ich nur Sie, Herr Schüffel, ermuntern – ob das nun in Bad Nauheim oder in Rotenburg ist oder anderswo –, daß Sie eine *systematische Fortbildung* anbieten. Und wir, als die, die die Fortbildung tragen, appellieren dann an die Kollegen, ihr könnt da dieses und dort jenes erfahren.

Maass: Es hat sich in der letzten Zeit eine sehr schöne Modifikation der Balint-Gruppe entwickelt, die mit Erfolg praktiziert wird, und zwar die, nennen wir es mal „größere Balint-Gruppe". Diese Großgruppe, es sollten vielleicht 30–40 Teilnehmer sein, nicht mehr, formt sich zu einem „inneren Kreis", der aus etwa 8–10 Teilnehmern besteht, die Fälle vortragen, und es bildet sich der „äußere Kreis" der zunächst schweigt. Das, was im inneren Kreis stattfindet, der gruppendynamische Prozeß, und die, wie Herr Wesiack es nennt, „Beziehungspathologie", erfaßt auch immer den äußeren Kreis. Und das was im inneren Kreis nicht zur Sprache kommt, bringt dann in den allermeisten Fällen der äußere Kreis. Und diese Form der Zusammenarbeit, bei der sich aus dem äußeren Kreis später ein neuer innerer Kreis bilden kann und der innere Kreis in den äußeren Kreis geht, das ist eine sehr schöne Form der Zusammenarbeit, die mit sehr viel ökonomischen, aber dennoch sehr erlebnisreichen gruppendynamischen Möglichkeiten die Balint-Arbeit erweitern kann.

Neun: Ich wollte noch etwas sagen zu Großgruppenveranstaltungen, die wir ja auch in der Klinik haben. Auch dort ist natürlich das „Lernen an einem Vorbild", Lernen durch Beobachten, von großem Gewinn. Vielleicht ist es eine andere Form mit anderer Zielsetzung, aber ich halte solche Großgruppenveranstaltungen auch in Kliniken durchaus für sinnvoll.

Lamprecht: Ich würde sagen, ein Nebeneffekt, wenn auch nicht Lernziel, der Balint-Gruppen-Arbeit ist, daß die Kollegen sich, was ihre eigenen Symptome angeht, im Prinzip nicht unterschiedlich von den Patienten erleben. Das gilt, wie Sie ja auch sagten, Herr Wesiack, besonders für Studenten am Ende des Studiums und für jüngere Kollegen, die im Hinblick auf Selbsterfahrung und Äußern ihrer Therapiebedürftigkeit oft sehr viel wagemutiger sind. Und die Abgrenzung, das Ausklammern des Selbsterfahrungsaspektes, wie ich das in meiner Gruppe erlebt habe, von der ich vorhin sprach, führt dann oft dazu, daß diesem Selbsterfahrungswunsch außerhalb der Gruppe nachgegangen wird, was dann aber auch die Dynamik der verbleibenden Gruppe wesentlich verändert. Und ich möchte Sie fragen: Wie gehen Sie mit diesen Dingen um?

Wesiack: Eine sehr gute, aber auch sehr schwierige Frage. Sie können natürlich niemanden, der sich durch Ihre Arbeit motiviert fühlt, daran hindern, eine eigene psychotherapeutische Ausbildung zu machen oder in eine Selbsterfahrungsgruppe zu gehen. Bei Gruppen, die vorwiegend aus niedergelassenen Ärzten bestehen, ist das kein Problem. Die haben zwar weitere Intentionen, drängen aber nicht so sehr in eine spezielle Weiterbildung. Bei Gruppen, die man mit Kollegen aus Kliniken macht, hat man dieses Problem sehr stark. Ich empfehle den Kollegen meistens, evtl. parallel zur Balint-Gruppe eine Selbsterfahrungsgruppe zu machen. Aber dann ist natürlich, wie Sie gesagt haben, der Pfeffer aus der Balint-Gruppe z. T. raus. Zum Teil heraus! Es hängt jetzt wirklich alles daran, wie weit diese Kollegen, die in eine Selbsterfahrung gehen wollen, Probleme mit ihren Patienten haben, wie weit sie, sofern es Stationsärzte sind, selbstverantwortlich sind für ihre Patienten. Wenn da ein Leidensdruck, ein Problemdruck vom Patienten her da ist, dann können sie weiter effektiv in der Gruppe mitarbeiten. Sind sie ganz von ihren Oberärzten und Chefs abhängig und haben diesen Problemdruck eigentlich nicht, weil sie ihn jederzeit bei der Oberarztvisite loswerden, dann sind sie für eine Balint-Gruppe nicht mehr allzu fruchtbare Mitglieder. Eines möchte ich aber noch zur Großgruppe sagen. Die Großgruppe hat auch den Vorteil, daß hier Kollegen, die sich selbst noch nicht engagieren wollen, die sich nicht äußern wollen, gewissermaßen auscultando an diesen Gruppen teilnehmen können. Auch die, die in der Balint-Gruppe im inneren Kreis sitzen, sind ja freiwillig da reingegangen. Es muß ja niemand in den inneren Kreis gehen, aber jeder kann. Und das ist sehr wichtig, daß die Kollegen vielleicht lange Zeit in einer Großgruppe draußen auscultando sitzen, bis sie in die Kleingruppe gehen oder bis sie sich vielleicht selbst irgendwo eine Gruppe suchen.

Renschler: Ich glaube, ich habe noch nie soviel über Balint gelernt wie heute und wollte fragen, ob ich das richtig verstanden habe: Die „Übertragung" oder „Beziehungspathologie" geschieht im erlebnismäßigen, emotionalen Bereich vom Patienten auf den Arzt, auch vom Arzt auf die Gruppe. Kann das z. B. auch in einem EKG-Seminar von Bedeutung sein? Kann dieser subjektive Aspekt auch in irgendeiner Weise in Zusammenhang mit einem EKG-Befund Bedeutung haben?

Wesiack: Ich glaube, Herr Renschler, daß sich an Ihrem Beispiel sehr gut der Unterschied der Organ-, der Funktions-Pathologie und der Beziehungspathologie darstellt. Ein EKG gewinnt keine anderen Aspekte, wenn es in der Gruppe diskutiert wird, oder keine wesentlichen anderen Aspekte. Es sei denn, es ist ein sehr problematischer Befund, und verschiedene Fachleute haben verschiedene Interpretationen dafür, wie es z. B. bei komplizierten Sternalpunktaten gelegentlich der Fall ist. Wenn man 10 Hämatologen von Weltruf das gleiche Präparat vorlegt, bekommt man unter Umständen 8 verschiedene Diagnosen. Aber das sind Ausnahmefälle in der naturwissenschaftlichen Klinik. In der Beziehungsproblematik ist es dagegen so, daß gerade durch das Übertragen auf eine andere Ebene *neue* Aspekte, und zwar wesentliche neue Aspekte sichtbar werden, die zunächst in der dualen Arzt-Patienten-Beziehung auch da, wo der Arzt schon ein erfahrener Arzt ist, einfach nicht so deutlich herauskommen, wie später in der Gruppe. Hier kommt wirklich ein neues zusätzliches Element hinzu, und die Aufgabe des Gruppenleiters ist es eben, kreativ mit diesen verschiedenen Ebenen, die jeweils neue Informationsaspekte hinzufügen, umgehen zu können.

Wilke: Ich habe die Erfahrung gemacht, daß das Gespräch über den somatischen Befund, etwa über ein EKG, gerade bei weniger erfahrenen Ärzten durchaus geeignet sein kann, dann später zu den Beziehungen zu kommen. Also, wenn ein Arzt in die Balint-Gruppe kommt und ein EKG mitbringt, dann sagt kein Balint-Gruppen-Leiter, das lassen wir jetzt mal raus, wir sprechen jetzt über die Beziehung, sondern es wird durchaus ein Stück über den somatischen Befund bzw. dessen Dokumentation im EKG diskutiert. Das entspricht genau dem, was ich vorhin zu sagen versuchte, daß das Zurückgehen auf das körperliche Phänomen in einem solchen Prozeß einen großen Stellenwert hat. Es darf natürlich nicht dahin kommen, daß man dann aus der Balint-Gruppe lediglich ein kardiologisches Seminar macht. Das ist, glaube ich, klar.

Psychosomatische und psychotherapeutische Fortbildung in Zusammenarbeit mit Ärztekammern

K. Wilke

Ich möchte Ihnen ein Konzept beschreiben, das bei uns in Schleswig-Holstein innerhalb der Ärzteschaft eine große Resonanz findet. Das Konzept wurde in Zusammenarbeit mit unserer Ärztekammer erarbeitet, an der ich langjähriger Dozent bin.

In der Dichte der psychosomatischen und psychotherapeutischen Versorgung in der Bundesrepublik gibt es ein nicht zu übersehendes Süd-Nord-Gefälle. Das hat in Schleswig-Holstein zu besonderen Initiativen der Ärztekammer geführt, die nunmehr schon langjährige Tradition haben. Nachdenklich gemacht hatte uns seinerzeit unter anderem auch die Erfahrung, daß dort, wo sich ausgebildete Psychotherapeuten in größerer Zahl niederlassen – oft im unmittelbaren Umfeld ihrer Ausbildungsinstitute –, die Möglichkeit der Hausärzte, Patienten mit psychosomatischen Krankheiten betreuen zu lassen, nicht im erwarteten Maße zunimmt. Über die Verständigungsschwierigkeiten zwischen Hausärzten und Psychotherapeuten hat Jörg Willi sehr eingehend 1978 in Lindau referiert. Auch er beobachtete unterschiedliche Standorte in der Krankenversorgung, unterschiedliche Gesundheitsmodelle, unterschiedliche gesellschaftliche Stellung wie auch unterschiedliche Hilfeerwartungen der Patienten. Er beklagte die unzureichende Integration psychotherapeutisch arbeitender Kollegen in den Verbund der Ärzteschaft und sieht diese mangelhafte Einbindung nicht nur als Resultat eines Ausstoßungsprozesses der „Somatiker", wie wir sie ja manchmal nennen, sondern in erheblichem Maße als Folge eines zu wenig reflektierten Selbstverständnisses der Psychotherapeuten. Von diesen fordert er Selbstkritik mit dem Ziel besserer Kooperation mit den Ärzten. Willi vermutet, daß oft die Art des Angebotes psychotherapeutischer Dienstleistungen innerhalb der somatischen Medizin die dringend gebotene Integration nicht nur nicht fördere, sondern gar behindere, weil die Distanz zwischen Allgemeinmedizinern oder niedergelassenen Fachärzten und den Spezialisten für Psychotherapie zu groß geworden, die intime Kenntnis des anderen zu gering sei. Der Psychotherapeut müsse sich daher immer wieder die Frage stellen: „Inwiefern fördere ich mit meinen Bemühungen die psychosoziale Kompetenz der Ärzte und wo verunsichere ich sie durch praxisferne Konzepte und erziehe sie damit zu psychosozialer Inkompetenz?".

Das Streben nach effektiverer psychosomatischer Versorgung ist ärztliche Breitenarbeit; die psychologische Dimension kann nur dann verstärkt in die ärztliche Praxis integriert werden, wenn unter Psychotherapeuten die verschieden geartete tägliche Realität einer jeden Praxis wahrgenommen und akzeptiert wird. Oberstes Ziel einer Fortbildung ist die Integration psychosomatischer Aspekte und nicht die Ausbildung zu einem wie immer gearteten „Minipsychotherapeuten".

Die integrative Kraft der Institution Ärztekammer wurde bei der Planung der im folgenden skizzierten Fortbildungsreihen auf eine harte Probe gestellt. Bewußt hat sich die Ärztekammer weniger um die Gründung eines Ausbildungsinstitutes in ihrem Bereich bemüht, als vielmehr um praxisbezogene psychosomatisch-psychotherapeutische Fortbildung für eine größere Zahl von Ärzten. Die Arbeit steht auf 3 Pfeilern:

1. den Psychotherapietagen in Lübeck, die nunmehr im 11. Jahr stattfinden,
2. einer Fortbildungsreihe mit dem Titel „Psychosoziale Fachkunde", die in Blockform in ganztägigen Kursen über 8 Tage angeboten wird und die in den Räumen der Ärztekammer, in der Akademie für ärztliche Fortbildung, stattfindet,
3. einer Fort- und Weiterbildungsreihe mit dem Thema „Psychotherapie in der ärztlichen Praxis", welche seit 1977 zunächst an 4 Wochenenden, nunmehr an 8 Wochenenden angeboten wird.

Die Psychotherapietage in Lübeck umfassen ein sehr breites Angebot an Wissensvermittlung, auch Selbsterfahrungsmöglichkeiten, sind aber zu einer eigenständigen Veranstaltung geworden, die organisatorisch und räumlich von der Kammer getrennt ist. Ich möchte ihr Konzept daher nicht weiter ausführen. Näher eingehen möchte ich auf die beiden weiteren Veranstaltungen. In der psychosozialen Fachkunde wird in einem einwöchigen Intensivkurs in die Grundbegriffe der medizinischen Psychologie und Soziologie eingeführt: in die Psychodynamik von Familie und Gruppe, in die allgemeine Neurosenlehre, in die Theorie psychosomatischer Erkrankungen sowie in die Technik des Erstgesprächs. Die Erhebung einer biographischen Anamnese ist mit Übungen verbunden. Daneben wird versucht, einen Überblick über anerkannte psychotherapeutische Verfahren zu vermitteln, um die Indikation der einzelnen Verfahren genauer kennenzulernen. Der soziale Aspekt der Veranstaltung wird besonders betont in Vorlesungen über Sozialgesetzgebung und in einem Überblick über die bestehenden regionalen sozialen Hilfen, die den Kollegen oft erstaunlich wenig bekannt sind. Gerade Selbsthilfegruppen werden oftmals ignoriert. Die Technik der Krisenintervention und der Erstberatung im Falle akuter Konflikte nimmt breiten Raum im Lehrplan ein. Als einzige therapeutische Technik wird das autogene Training gelehrt, da es sich in besonderem Maße eignet, in der Praxis eines niedergelassenen Arztes angewandt zu werden.
Um von vornherein deutlich zu machen, daß die Balint-Gruppe sicher die hervorragendste Möglichkeit ist, einem psychosomatisch interessierten Arzt Anregung, Stütze und Reflexionsmöglichkeit seines Tuns zu geben, wird diese in Theorie und Praxis eingehend dargestellt. Diese während der Tagung begonnenen Gruppen werden oftmals weitergeführt, ebenso Gruppen in tiefenpsychologisch fundierter Selbsterfahrung, konzipiert nach Cohn in der Technik der themenzentrierten Interaktion.
Obwohl außer dem autogenen Training keine therapeutische Technik im engeren Sinne gelehrt wird, entscheidet sich doch ein Teil der Teilnehmer dafür, ein Verfahren ihrer Wahl weiter zu vertiefen. Dies nun führt zur dritten Fortbildungsreihe mit der Bezeichnung „Psychotherapie in der ärztlichen Praxis", die ebenfalls an 8 Wochenenden von jeweils 10 Doppelstunden blockweise angebo-

ten wird. Es werden angeboten autogenes Training, Balint-Gruppen-Arbeit, Gesprächstherapie nach Rogers, katathymes Bilderleben, Psychodrama sowie tiefenpsychologisch orientierte Selbsterfahrung. Hinzu kommt jeweils ein Einführungsvortrag zu ausgewählten Kapiteln der Neurosenlehre. Die Kurse werden von Dozenten der jeweiligen Institute geleitet und sind anrechenbar als erste Bausteine einer Weiterbildung zum Zusatztitel „Psychotherapie", wobei die Vergleichsmöglichkeit verschiedener Techniken zu Beginn der Veranstaltung die Entscheidung für oder gegen eine bestimmte Technik erleichtert. Es können also im Rahmen der Akademie für ärztliche Fortbildung wesentliche Bausteine zum Erwerb der Zusatzbezeichnung „Psychotherapie" erworben werden. Hinzukommen muß in jedem Fall eine kontinuierliche Selbsterfahrungsgruppe und die Teilnahme an einer Balint-Gruppe. Die Altersverteilung der teilnehmenden Kollegen ist erfreulich breit gestreut. Das Lernziel ist in jedem Fall primär die Erweiterung der psychosozialen Kompetenz bzw. des Verständnisses für psychosomatische Zusammenhänge, und weniger die Befähigung, eine spezielle psychotherapeutische Technik im einzelnen zu beherrschen.
Ich möchte jetzt auf ein Problem zu sprechen kommen, das in einer solchen Weiterbildung liegen kann. Fast regelhaft entdecken die Teilnehmer der Seminare – bis dahin zumeist ohne spezielle psychotherapeutische Kompetenz – bei sich ein Selbsterfahrungsbedürfnis, dem im angebotenen Rahmen jedoch nicht gerecht zu werden ist. Diese Kollegen, die zur Arbeit in Selbsterfahrungsgruppen bzw. zur Eigenanalyse stark motiviert sind, haben dann Schwierigkeiten, in unserem Raum entsprechende Angebote zur weiteren Selbsterfahrung zu finden. Hier wird ein großer Bedarf an weiterer Fortbildung deutlich, dem in Zukunft Rechnung zu tragen sein wird, auch wenn dies sicherlich nicht im Rahmen der Akademie geschehen kann und soll.
Es läßt sich erkennen, daß nach nunmehr mehrjährigem Bestehen dieses Modells der Anspruch auf die Einbeziehung der psychosomatischen Medizin in den Alltag von Klinik und Praxis nicht nur angemeldet wurde, sondern in Ansätzen auch verwirklicht ist. Durch die Eigenerfahrung der Teilnehmer und durch „interaktionelles Lernen" schließt sich die Kluft des Widerspruchs, der darin besteht, daß die Ergebnisse der psychosomatischen Medizin von den Ärzten prinzipiell für wichtig gehalten werden, daß sich aber eine solche Medizin in der täglichen Arbeit nur schwer verwirklicht, also die Kluft zwischen Anspruch und Realität.
Lassen Sie mich abschließend sagen, daß wir den Aufbau einer solchen Fortbildung von der Basis her für sinnvoller halten als – ich sage es mal provokant – die Zementierung des „Elfenbeinturms". Der Leib-Seele-Dualismus sitzt zu tief, wird zu früh verankert im angehenden Arzt und Therapeuten – auch im Therapeuten! – und läßt sich nicht durch ein Fortbildungsmodell auflösen, sondern allenfalls immer wieder in Frage stellen. Die psychophysische Einheit ist dem Hausarzt, der die Familien seiner Patienten vielleicht über Generationen kennt, sicher näher als dem möglicherweise schon spezialisierten Klinikarzt. Den Hausarzt gilt es zunächst anzusprechen. Seine Ansätze, Patienten auch in ihrer psychologischen Dimension zu begreifen (und in Einzelfällen in eine Psychotherapie weiterzuvermitteln), versanden nicht selten deshalb, weil er sich durch Jargon und hohen Anspruch der Therapeuten verunsichert fühlt. Dies läßt sich am ehesten durch gemeinsame Balint-Arbeit korrigieren. Wir sollten daher die

Zusammenarbeit zwischen Allgemeinärzten und Psychosomatikern nicht bloß fordern, sondern in geeigneten Fortbildungsmodellen zu verwirklichen suchen. Die vermeintlichen Widerstände der Ärzte gegen Psychosomatik stellen sich dann in der Regel als gar nicht so groß heraus.

Diskussion

Neun: Ihrer Situation entsprechen teilweise auch die Daten einer Erhebung aus Niedersachsen. Wir haben bei der Landes-KV nachgefragt, wie es dort um die psychosomatische Versorgung der niedergelassenen Ärzte und um die regionale Verteilung aussieht. Auch unsere Erhebung demonstriert eine erhebliche Ungleichverteilung in einzelnen Regionen, und es gibt auch eine ganze Reihe von Bezirken, die total unterbesetzt sind. Die Hoffnung also, über die sog. „Zusatztitler" die Versorgung zu sichern, ist absolut illusionär.

Rheindorf: Habe ich Sie richtig verstanden, daß Sie zwar die psychosoziale Fachkunde in Schleswig-Holstein bejahen, daß Sie aber doch skeptisch sind hinsichtlich der weiteren Angebote, wenn sie über die 8 Wochenenden hinausgehen?

Wilke: Ja, ich wäre froh, wenn etwa die Weiterbildung nicht von der Ärztekammer getragen werden müßte. Wir tun das, weil es nicht anders geht. Ich könnte mir aber denken, daß andere Institute das genauso leisten könnten. Die psychosoziale Fachkunde halte ich aber für eine Aufgabe der Ärztekammer bzw. deren Fortbildungsakademie.

Rheindorf: Dann habe ich Sie richtig verstanden, und das würde bedeuten, daß es in Schleswig-Holstein hinsichtlich der Ärztekammer in dieser Form ein Spezifikum gibt.

Wilke: Das ist der Fall. Ich wüßte nicht von einer anderen Ärztekammer, die das in dieser Form verwirklicht. Das hat natürlich auch zu heftigen Diskussionen geführt. Aber der Mangel ist doch bei uns so evident, daß man sich darauf geeinigt hat, nicht zuletzt auch unter finanziellen Gesichtspunkten. Denn unsere Medizin wird ja billiger, wenn man sozusagen im Vorfeld auch psychologische Diagnostik macht.
Nun zur Finanzierungsfrage des Fortbildungsangebotes selbst, worauf Sie, Herr Rheindorf, vorhin ansprachen: Unser Angebot ist natürlich nicht kostenfrei. Das zahlen die Kollegen selbst, aus eigener Tasche. Und das ist nicht wenig, für ein Wochenende 200,– DM, und wenn Sie von den 8 Wochenenden ausgehen, dann werden von den Teilnehmern für diese Fortbildung im Jahr 1600,– DM bezahlt.

Schüffel: Ist damit das ganze jährliche Angebot abgedeckt? Es kommen doch noch die anderen Sachen hinzu, wie die Balint-Gruppen?

Wilke: Nein, das läuft extra. Die Balint-Gruppen werden nur vermittelt. Wir weisen nur darauf hin, wo Balint-Gruppen angeboten werden. Die Ärztekammer bzw. wir, die da arbeiten, haben nur eine vermittelnde Funktion.

Schüffel: Ich glaube, wir kommen mit unserer Tagung jetzt zu dem Punkt, wo es darum geht, zu fragen, wie die vielen Überlegungen, die wir angestellt haben, in konkreten einzelnen Fortbildungsangeboten realisiert werden können. Ich hätte da an Sie, Herr Wilke, noch die Frage, ob Sie in Schleswig-Holstein vor der Realisierung Ihres Fortbildungsangebotes ähnliche Diskussionen hatten, wie wir sie hier führen, und ob es bei Ihnen auch um die zunächst grundsätzlich wesentlichen Fragen der Interaktion in der Medizin ging?

Wilke: Ja, das ist genauso gewesen. Nur liegt das ein Stück zurück. Und wir hatten wohl auch das Glück, daß in Schleswig-Holstein einige Leute – die auch die Macht haben – unserer Sache sehr positiv gegenüberstehen. Diskussionen wie hier sind bei uns natürlich auch vorausgegangen. Und dann ist das ganze gewachsen aus kleinen Anfängen heraus, von der Basis her, wie ich es genannt habe. Es wäre also ein Mißverständnis, zu meinen, man könne Fortbildungsangebote sozusagen „von oben her", nur weil sie bei uns in Schleswig-Holstein von der Ärztekammer mitgetragen wurden, auf die Basis drüberstülpen. Das wäre ganz falsch.

Schüffel: Nicht „überstülpen", sondern wir müssen im Gegenteil sehen, was sich von der ärztlichen Basis her entwickeln läßt, wie solche Fortbildungsaktivitäten sozusagen „von unten" wachsen können.

Wilke: Ich glaube, wir müssen das, was sich an Fortbildung entwickelt und was sicher sehr spezifisch ist, auch verschieden sehen, je nach den verschiedenen regionalen Bedingungen. Man muß versuchen, am jeweiligen Ort zu analysieren, wie dieses Wachstum vor sich geht und wo die Hindernisse sind.

Ibe: Ich möchte etwas provokativ fragen: Was ist denn nun eigentlich Ihr Ziel? Der eine weist auf die Notwendigkeit der Zusammenarbeit von Psychologen und Psychosomatikern mit den Ärzten hin, und der andere sagt, wir machen in der Fortbildung Balint-Gruppen und sensibilisieren den niedergelassenen Praktiker. Aber die ganz konkreten Zielvorstellungen, finde ich, sind bisher nicht angesprochen.

Schüffel: Das ist gar nicht provokativ gefragt. Wir wollen in verschiedenen regionalen Bereichen ganz konkrete Fortbildungsangebote machen, wir wollen die dort praktizierenden Ärzte ansprechen. Und jetzt ist die Frage, wie sollen diese Angebote formuliert werden aufgrund der verschiedenen Erfahrungen, die hierzu vorliegen und die wir hier zunächst einmal miteinander ausgetauscht haben.

Ibe: Ich hatte zwischenzeitlich das Gefühl, daß Sie eigentlich aus jedem Somatiker einen kleinen Psychotherapeuten machen wollen und damit dann letztendlich doch nicht zufrieden sind. Ich schicke doch einen Patienten zum Psychologen, zum Psychotherapeuten oder Psychosomatiker zunächst, weil *der Patient* Hilfe braucht. Und jetzt, nach den Vorträgen besonders von Herrn Wesiack und Herrn Wilke, kommt die Überlegung, ob ich nicht letztendlich *selbst* die Hilfe brauche, etwa wenn *ich* mit einem Patienten nicht weiterkomme, weil ich Widerstände habe oder weil ich mich durch den Patienten überfordert fühle. Aber ich sehe das so, daß man vielleicht doch an erster Stelle zusammenarbeiten sollte und daß man aus mir, wenn ich das nicht will, jetzt nicht unbedingt einen Psychologen oder Psychosomatiker machen sollte, sondern zunächst den psychologischen Fachmann als Hilfeleistenden hinzuzieht, zumal wir Ärzte uns in solchen Problembereichen wohl doch z. T. überfordert fühlen.

Wilke: Inwieweit eine Kooperation, die ich auch befürworte, möglich ist, hängt, glaube ich, immer wieder von beiden Seiten ab. Aber wie Sie das sagten, hätte ich doch Bedenken: Der Patient kommt ja zum Arzt als ganzer Mensch und möchte nicht gleich weitergeschickt werden.

Ibe: Ich bin da nicht so hypertroph. Ich kann also auch dem Patienten sagen: Wissen Sie, mit Ihrem Problem, da komme ich nicht ganz zurecht. Meinen Sie nicht, daß es nützlich wäre, da noch einen Kollegen hinzuzuziehen? Ganz selten, daß der Patient dann sagt: Nein, nein, machen Sie das lieber. Sondern er sagt: Ja, vielleicht wäre das ganz gut.

Wilke: Wenn der Patient selbst so motiviert ist, würde ich das auch sehr gut finden.

Lamprecht: Ich glaube, wenn jemand so weit ist, daß er in der Beziehung zu seinem Patienten ein Problem erkennt und dann jemand anderen zu Rate zieht, dann ist er schon sehr weit. Und ich glaube, es geht in der psychosomatischen Fortbildung um die Vermittlung gerade dieses Problembewußtseins: sowohl in der Diagnostik wie in der Therapie, im Umgang mit dem Patienten, auch seine eigenen Schranken zu erkennen. Mehr wollen wir gar nicht.

Neun: Ich habe im Laufe dieser Tagung für mich einen Gewinn darin gesehen, daß zunächst einmal ganz intern und nicht „nach außen" gedacht wurde hinsichtlich der Lernzielbestimmung, denn das ist ja ein ständiger, noch längst nicht abgeschlossener Prozeß. Dann habe ich Gewinn gehabt durch die Diskussion über die didaktischen Modelle, die bisher praktiziert wurden mit all den Vor- und Nachteilen. Und ich sehe eigentlich jetzt zum Schluß ganz logisch eine Fortsetzung, wie die vorläufigen Konzepte umgesetzt werden können, sei es nun innerhalb der ärztlichen Standesorganisationen oder durch unabhängige Institutionen, wie Herr Renschler das ausgeführt hat. Und der naheliegendste Gedanke wäre, das „Schleswig-Holstein-Modell" auch in anderen Länderrn einzuführen. Das wird nicht unbedingt überall in der gleichen Weise übernommen werden müssen, aber es kann als Anregung gelten, und die Fortbildungsakademien warten auf Anregungen und Mitarbeit.

Maass: Ich möchte noch mal auf Ihr Balint-Gruppen-Angebot, Herr Wilke, zurückkommen, das Sie an 3 oder 4 Wochenenden im Jahr anbieten. Ich zögere etwas, weil ich natürlich weiß, was Sie korrekterweise unter Balint-Gruppen verstehen. Ich würde unter einer Balint-Gruppe immer einen kontinuierlichen Kreis von niedergelassenen Allgemeinärzten oder Fachärzten, evtl. auch von Klinikern, verstehen, die ständig mit Patienten behandelnd umgehen und die über einen längeren Zeitraum von etwa 2–3 Jahren kontinuierlich wöchentlich oder alle 14 Tage zusammenarbeiten. Das verstehe ich eigentlich unter einer Balint-Gruppe. Alles andere kann man dann eine „nach Balint orientierte Fallbesprechungsgruppe" oder „Arbeitsgruppe Arzt-Patient-Beziehung" nennen. Die

Frage ist also, ob wir uns nicht um der Sauberkeit der Balint-Gruppen-Methodik willen überlegen sollten, bei Balint-Gruppen, die nur über einen kurzen Zeitraum dauern, die Bezeichnung ein bißchen zu ändern, um auch die Unterschiede deutlich zu machen, denn das ist ja eigentlich nur ein „Reinschmecken".

Wesiack: Um damit zu beginnen, was Herr Maass gesagt hat: Ich bin auch sehr dafür, Balint-Gruppen-Arbeit von anderen Gruppenaktivitäten, so gut sie auch gemeint seien, so gut sie auch wirken, abzugrenzen. Es ist eine üble Geschichte, daß man hier – weil dieser Markenartikel z. Z. sehr gängig ist – Etikettenschwindel begeht. Ich würde aber nicht so weit gehen wie Sie und würde mich da wirklich auf Balint berufen, daß nur eine kontinuierlich laufende Gruppe eine Balint-Gruppe ist. Balint selbst hatte auch verschiedentlich Gruppen, in denen er nur einmal im Jahr eine Woche mit Kollegen arbeitete, und er hat diese Gruppen durchaus als Balint-Gruppen, also als „training-cum-research-groups", angesehen. Die Unterscheidungskriterien zu den „balintoiden" Gruppen oder zu anderen Gruppen sind andere. Sie liegen darin, daß nicht mehr mit dem essentiellen Gesichtspunkt von – ich drücke mich jetzt mal technisch aus – Übertragung und Gegenübertragung gearbeitet wird. Das ist ja wohl das Essential einer wirklichen Balint-Gruppe, daß mit diesen Instrumenten – wenn ich das mal so sagen darf – gearbeitet wird. Alles andere, und da gibt es eine Fülle von wirklich guten Gruppenaktivitäten, sollte sich aber anders nennen und nicht „Balint-Gruppe". Eine andere große Schwierigkeit, die noch nicht angesprochen ist, ist die Aus- und Weiterbildung von Balint-Gruppen-Leitern. Wer ist dazu qualifiziert? Das wird zwar noch auf verschiedenen Ebenen diskutiert, aber ich glaube, man kann doch schon folgendes feststellen: 1. Als Gruppenleiter kommen nur Kollegen in Frage, die zunächst einmal eine partnerschaftliche Beziehung auch zu ihren Kollegen akzeptiert haben, also die apostolische Funktion auch in ihrer Lehrtätigkeit aufgegeben haben, die sich nicht mehr als Vermittler einer Lehre empfinden, sondern als Forscher, die gemeinsam mit ihren Mitarbeitern an Problemen arbeiten. Das ist die eine Voraussetzung. Die 2. Voraussetzung ist: Der Balint-Gruppen-Leiter muß genügend psychoanalytische Kompetenz haben, im Idealfall vollausgebildeter Psychoanalytiker sein. Aber es gibt auch eine Reihe von Kollegen, die keine vollpsychoanalytische Ausbildung haben, aber genügend psychoanalytische Kompetenz – ich möchte das noch einmal betonen –, und die dann gute Balint-Gruppen-Leiter sind. Der 3. Punkt ist: Der Balint-Gruppen-Leiter muß etwas von Gruppendynamik und Gruppentherapie verstehen. Und der 4. Punkt, der auch manchmal verkannt wird, ist: Psychoanalytiker, auch sehr gute Psychoanalytiker, meinen, wenn sie gute Analytiker sind, dann sind sie auch gute Balint-Gruppen-Leiter. Das stimmt eben nicht. Es gehört zum Balint-Gruppen-Leiter, daß er lange genug Erfahrung gesammelt hat als Teilnehmer, als Kotherapeut und auch als supervisionierter Therapeut. Ich glaube, daß diese 4 Essentials bei einem guten Balint-Gruppen-Leiter erfüllt sein müssen, ehe man ihn auf die Menschheit oder Kollegenschaft loslassen darf.

2. Seminar: Fortbildung für Ärzte – Beiträge aus der psychosomatischen Medizin (II): Einrichten eines Fortbildungsangebotes

W. Schüffel

Das 2. Seminar wurde folgendermaßen angekündigt:

Ziel der Bad Nauheimer Tagung vom 28. und 29. 1. 1983 ist es, zu psychosomatischen Themen ein konkretes Fortbildungsangebot für Ärzte im Bereich der Landesärztekammer Hessen zu bekommen. Interessierten Ärzten aus Bereichen anderer Landesärztekammern soll dieses Angebot offenstehen.
Vorrangig wird es für Ärzte angeboten, die in allgemeinen Praxen tätig sind oder sich in den Kliniken auf eine solche Tätigkeit vorbereiten.
Inhalte und Durchführung des Fortbildungsangebotes sollen während der Tagung beschrieben und ... in Form eines einseitigen Schreibmaschinentextes im *„Hessischen Ärzteblatt"* bekanntgegeben werden. ...

Im Wechsel von Großgruppe/Kleingruppe werden ca. 20 Teilnehmer thematisch drei Schwerpunkte behandeln:

1. Informieren, Sensibilisieren, Motivieren für selbstgesteuertes Lernen im interaktionellen Bereich;
2. die Balint-Gruppe als Instrument der Bedarfserfassung und der Angebots- wie der Konzeptentwicklung im Bereich ärztlicher Fortbildung;
3. Aufbau und Entwicklung der Rahmenbedingungen, die für ein psychosomatisches Fortbildungsangebot im Wechsel regionaler und überregionaler Arbeit notwendig sind.

Jede der drei Kleingruppen hat einen Chairman und zwei Berichterstatter; die Gruppen wählen sich ihren Chairman selbst, während die Berichterstatter benannt werden.
Die Kleingruppen fassen ihre Arbeitsergebnisse thesenförmig zusammen. Diese Thesen werden am Samstag der Gesamtgruppe vorgetragen. Die Gesamtgruppe hat die Aufgabe, die Thesen zusammenzufassen und Empfehlungen für ein psychosomatisches Fortbildungsprogramm zu formulieren, das im Frühsommer 1983 in Zusammenarbeit mit der Akademie für ärztliche Fortbildung und Weiterbildung, Bad Nauheim, beginnen wird.

Zur Einordnung des Seminars

Das Bad Nauheimer Seminar stellt eine Fortsetzung des Rotenburger Symposions vom 8. und 9. Oktober 1982 zum gleichen Thema dar. Dort war erarbeitet worden, daß psychosomatische Fortbildung als Schwerpunkt die Vermittlung

von Kompetenzen im Bereich der Interaktion anstrebt. Diese Interaktion bezieht sich sowohl auf die Arzt-Patient- wie auf die Arzt-Arzt- und die Arzt-Mitarbeiter-Beziehung (intra- und interprofessionelle Beziehungen). Aus den verschiedenen Interaktionen, die etwa zwischen Ärzten der selben Gemeinde, niedergelassenen Ärzten und Kliniken in Akutkrankenhäusern und Fachkliniken herrühren, resultieren bisher kaum erfaßte Bedürfnisse. Es sollen Wege zur Bedarfserfassung wie zur Bedarfsbefriedigung angegeben werden.
Seitens der Akademie für ärztliche Fortbildung und Weiterbildung in Bad Nauheim war bereits 1978 gefordert worden, Psychosomatik zu einem festen Bestandteil ärztlicher Fort- und Weiterbildung werden zu lassen. Auf diese Vorstellungen soll mit dem Seminar zurückgegriffen, und gleichzeitig sollen die Vorstellungen konkretisiert werden. Ferner erhoffen sich die Veranstalter, daß im Kammerbereich Hessen interessierte Kollegen angeregt werden, zum Kreis der Fortbilder hinzuzustoßen.
Inhaltlich wird die Diskussion durch folgende Konzepte beeinflußt: Weiterbildung zum Zusatztitel „Psychotherapie“, Programm des *„Deutschen Kollegiums für Psychosomatische Medizin“*, „Psychosoziale Fachkunde“ der Landesärztekammer Schleswig-Holstein.
Formell beziehen sich die Überlegungen auf die ärztliche Berufsordnung und den darin enthaltenen Passus über die grundsätzliche Verpflichtung des Arztes „von den Fortbildungsmöglichkeiten Gebrauch zu machen, wie es zur Erhaltung und Entwicklung der zur Ausübung seines Berufes erforderlichen Fachkenntnisse notwendig ist.“

Kriterien einer Bewertung von Fortbildungsangeboten sollten sein (nach Kerger 1982):

Dem Arzt werden Mittel an die Hand gegeben,

1. sich zu informieren,
2. bestimmte neue Entwicklungen und Forschungsergebnisse einschließlich der wissenschaftlichen Grundlagen genau kennenzulernen,
3. neue Techniken zu lernen und zu üben,
4. sich uber eine ständige Verbesserung der ärztlichen Zusammenarbeit zu unterrichten und dafür konkrete Beispiele dargestellt zu erhalten.
5. Der Arzt sollte angeregt werden, sich der angebotenen Mittel laufend zu bedienen.

Teilnehmerverzeichnis: Prof. Dr. H. D. Basler (Marburg), H. Brohm (Frankfurt), cand. med. H. Bruchhaus (Siegen), Dr. G. Dieckmann (Karlsruhe), C. F. Fassbender, Dipl.-Psych. (Rotenburg), Prof. Dr. K. D. Haehn (Hannover), Dr. Koch (Frankfurt), Prof. Dr. K. Jork (Langen), Dr. H. Kerger (Bad Nauheim), Dr. G. Maass (Wiesbaden), Dr. G. E. von Manteuffel (Marburg), Prof. Dr. H. Renschler (Bonn), Prof. Dr. H. J. Rheindorf (Frankfurt), G. Rieck (Bad Nauheim), Prof. Dr. W. Schüffel (Marburg), cand. med. H. Steinert (Siegen), Dr. W. Vogler (Marburg), Dr. C. Weiß (Mannheim), Dr. G. Weiss (Mannheim), Prof. W. Wesiack (Aalen), Dr. K. Wilke (Lübeck), Dr. Wolpert (Darmstadt).

Bericht über eine Klausurtagung (2. Seminar) Bad Nauheim, Akademie für ärztliche Fortbildung und Weiterbildung der LÄK Hessen 28./29. Januar 1983

G. Rieck

Eine Gruppe von Fortbildern, Fortbildungsorganisatoren, Psychosomatikern und Medizinjournalisten erarbeiteten Möglichkeiten der schrittweisen Einführung der Psychosomatik in die ärztliche Fortbildung.
Stand zu Beginn des Treffens die Formierung der Balint-Gruppen im Lande im Vordergrund des Interesses vieler Teilnehmer, so erweiterte sich die Zielsetzung im Laufe der Diskussion mehr und mehr zugunsten der Einbeziehung der psychosomatischen Medizin in alle Gebiete ärztlicher Fortbildung und der Vermittlung von Kenntnissen in psychosomatischer Medizin durch eigenständige Kurse, begleitet und gefolgt von der Verbreitung von Balint-Gruppen.
Die Akademie für ärztliche Fortbildung und Weiterbildung der Landesärztekammer Hessen, die schon einmal Psychosomatiker in ihre Fortbildungsseminare einbezogen hatte, wird diese Bemühungen wieder aufgreifen und mit der Verwirklichung dieser Vorstellungen vorangehen.

Ziel der Tagung

Wie können Ärzte auf dem Wege der Fortbildung Interesse an den psychosomatischen Störungen und Krankheiten ihrer Patienten finden und Kenntnisse in psychosomatischer Medizin erwerben – wie kann also psychosomatische Medizin in die ärztliche Fortbildung eingebracht werden?
Diesen Fragen war die Klausurtagung „Fortbildung für Ärzte – Beiträge aus der psychosomatischen Medizin" gewidmet, die am 28. und 29. Januar 1983 unter der Leitung von W. Schüffel (Marburg) in der Akademie für ärztliche Fortbildung und Weiterbildung der LÄK Hessen in Bad Nauheim stattfand. Teilnehmer waren über 20 geladene Gäste: Ärzte aus dem gesamten Bundesgebiet, die sich entweder bereits mit Psychosomatik beschäftigen oder mit ärztlicher Fortbildung zu tun haben, außerdem Medizinstudenten, Vertreter der LÄK Hessen wie der Akademie, der Firma Boehringer Mannheim und Medizinjournalisten.
Ziel dieser Tagung, der eine ähnliche im Oktober des vergangenen Jahres in Rotenburg vorangegangen war, war es, ein konkretes Fortbildungsangebot in Psychosomatik für die Ärzte in der LÄK Hessen zu erarbeiten.

Arbeitsgruppen

Die Teilnehmer arbeiteten in drei Gruppen mit den Themen:
1. Informieren, Sensibilisieren, Motivieren für selbstgesteuertes Lernen im interaktionellen Bereich.

2. Die Balint-Gruppe als Instrument der Bedarfserfassung und Angebots-Konzeptentwicklung in der ärztlichen Fortbildung.
3. Aufbau und Entwicklung der Rahmenbedingungen, die für ein psychosomatisches Fortbildungsangebot im Wechsel regionaler und überregionaler Arbeit notwendig sind.

In einem abschließenden Gesamttreffen trugen die Gruppensprecher die Arbeitsergebnisse ihrer jeweiligen Gruppe vor. Die Diskussionsabläufe waren in den Arbeitsgruppen wie in der Schlußdiskussion nach „Metaplan“ strukturiert worden.

Da diesem Bericht die Teilnahme an der Arbeitsgruppe 3 zugrunde liegt, wird das in dieser Gruppe Erarbeitete genauer dargestellt werden als das aus den beiden anderen Gruppen.

Arbeitsgruppe 1: Informieren, Sensibilisieren, Motivieren für selbstgesteuertes Lernen im interaktionellen Bereich – Berichterstatter: E. Wolpert (Darmstadt).

Die Fortbildung in psychosomatischer Medizin soll nicht „von oben herab“ – etwa von der Akademie – verordnet werden, sondern es sollte an der Basis begonnen werden, die Ärzte z. B. in den Kreisvereinen dafür zu sensibilisieren. Die Kammer könnte Rundschreiben an ihre Mitglieder verschicken, in denen sie auf die neuen Veranstaltungen hinweist. Um die Information besser an den niedergelassenen Arzt heranzubringen, sollten „Multiplikatoren“ eingeschaltet werden, die sich in Bad Nauheim treffen könnten.

Ziel der Fortbildung soll es sein, mehr Beziehungskompetenz, Handlungskompetenz und Sachkompetenz zu erwerben. Das Veranstaltungsangebot muß attraktiv und effizient gestaltet werden und auch die Gebührenordnung Ärzte (GOÄ) bedenken.

Konstante Kleingruppen stellen das Kernstück der Arbeit dar. Die Mitarbeit in einer Balint-Gruppe gilt als unabdingbar, reicht jedoch nicht aus, um „Beziehungskompetenz“ zu vermitteln. Suggestive und direkte Interventionen sind zu vermeiden.

Um mehr „Handlungskompetenz“ zu vermitteln, müssen in die Fortbildungsveranstaltungen andere Berufsgruppen als Mediziner einbezogen werden sowie die Unterweisung in nichtärztlichen Gebieten nach klar handlungsorientierten Strategien.

Bei der Vermittlung von „Sachkompetenz“ geht es um rein rational erlernbares Wissen. Dieser Punkt wurde absichtlich an den Schluß der Überlegungen gestellt, um die „neue Identität des Arztes“ darzustellen und nicht einen „Wasserkopf mit theoretischem Wissen“ zu fördern.

Die Fortbildungsveranstaltungen für die reine Wissensvermittlung könnten überregional organisiert und angeboten werden, die anderen Veranstaltungen sollten besser „vor Ort“ stattfinden.

Arbeitsgruppe 2: Die Balint-Gruppe als Instrument der Bedarfserfassung und Angebots-Konzeptentwicklung im Bereich ärztlicher Fortbildung – Berichterstatter: G. Maass (Wiesbaden).

Balint-Gruppen sind nur für bereits motivierte Ärzte geeignet. Daher müssen Fortbildungsveranstaltungen für die Sensibilisierung und Motivation der Ärzte

angeboten werden, sowohl zentral – d.h. in der Akademie – als auch regional. Die Psychosomatik kann so ein integraler Bestandteil der Fortbildung werden. Sie kann sowohl in die somatische Fortbildung einbezogen werden als auch in Form von eigenen Referaten angeboten werden. Die Themen müssen zentralen Bedürfnissen von niedergelassenen Ärzten und Klinikärzten entsprechen.
An der Akademie sollte ein „pool" von Balint-Gruppenleitern vorhanden sein, damit gewährleistet ist, daß auch bei Bedarf regional neue Balint-Gruppen mit einem eigenen Leiter gegründet werden können und nicht wenige Leiter sich zu „Wanderpredigern" entwickeln. Die Balint-Gruppenleiter sollten sich zu einem Arbeitskreis zusammenschließen, der sich Gedanken macht über die Qualifikation und die Finanzierung von Balint-Gruppenleitern.
Aus den regionalen Balint-Gruppen werden Hilfen für den Arzt und damit Veränderungen des Arzt-Patienten-Verhältnisses erwartet. Die Evaluation ist ebenfalls eine Aufgabe der Balint-Gruppe.

Arbeitsgruppe 3: Aufbau und Entwicklung der Rahmenbedingungen, die für ein psychosomatisches Fortbildungsangebot im Wechsel regionaler und überregionaler Arbeit notwendig sind. – Berichterstatter: K. Wilke (Lübeck).

Ausgehend von grundsätzlichen Überlegungen zur ärztlichen Fortbildung, nämlich *wie* fortgebildet werden soll (problemzentriert, verhaltenszentriert, teilnehmerzentriert) und wie die Fortzubildenden zu *erreichen* sind, wurde zunächst über die *Verpflichtung* der Fortbilder, psychosomatische Medizin in die Fortbildung einzubeziehen, gesprochen. Die Argumente dafür richteten sich auf die Notwendigkeit, die Ausbildung in diesem Fach in der Fortbildung weiterzuführen und gegen die Psychologen, denen man die Patienten nicht überlassen will. Da es aber keine Pflicht der Fortzubildenden gibt, an solchen Veranstaltungen teilzunehmen, müssen vorrangig Überlegungen angestellt werden, wie ein großer Kreis von Ärzten dennoch erreicht werden kann. Dafür sind Methoden zu entwickeln, damit nicht nur die besonders Interessierten erreicht werden, sondern auch diejenigen, die sich bisher nicht mit Psychosomatik beschäftigt haben.
In der Gruppe herrschte Übereinstimmung, daß die psychosomatische Medizin sowohl in die bestehende somatische Fortbildung einbezogen als auch gesondert gelehrt werden müsse. Geeignete Fortbilder in genügend großer Zahl zu finden wurde als das schwierigere Problem herausgestellt. Es wurde empfohlen, auch außerärztliche Berufe an den Fortbildungsveranstaltungen zu beteiligen, um von der engen „ein Patient – ein Arzt – Beziehung" wegzukommen. Große Bedeutung wurde den regionalen Gruppen beigemessen, zum einen für den Erfahrungsaustausch wie für das Erarbeiten und Erproben von Modellen, zum anderen auch, um zu einer sinnvollen Vereinheitlichung der Fortbildung zu gelangen.
Der Einsatz aller Medien, sofern sie nur vernünftig gestaltet und genutzt würden, wurde befürwortet; die „Falldemonstration" am Patienten wurde besonders positiv bewertet.
Die Arbeitsgruppe beschloß einen 3-Stufen-Plan:
1. Schritt: Alle Ärzte erreichen – Praxisbezug bei der Einladung herstellen – Falldarstellungen mit mindestens zwei Referenten, der Praktiker bringt Patienten mit – das „Marburger Modell" (Schüffel, Vogler) wird vorgeführt.

2. Schritt: Problempatienten in der Praxis – Vermittlung von Theorie, z.B. Einführung in die Neurosenlehre.
3. Schritt: Interessierte Patienten – Balint-Gruppen – autogenes Training, Gesprächstherapie nach Rogers – Balint-Gruppen als Block anbieten.

Abschlußdiskussion; Vorsitz: H. Kerger (Bad Nauheim)

In der an die Gruppenberichte anschließenden Diskussion wurde die Freiwilligkeit der ärztlichen Fortbildung auch in Psychosomatik gefordert. Die Anknüpfung an Bedingungen, etwa an die Abrechenbarkeit einer solchen Leistung, wurde abgelehnt, da zu befürchten sei, daß mehr Ärzte abgeschreckt als motiviert würden. Andererseits müsse aber der „Sicherstellungsauftrag" erfüllt werden. Die Akademie bot an, auf ihrer nächsten Vorstandssitzung über diese Problematik zu beraten.
Es wurde auch bedacht, daß die Kommunikation des Arztes mit dem Patienten zu einem großen Teil über die Arzthelferinnen geht, für deren Ausbildung der Arzt verantwortlich ist. Daher wurde die psychosomatische Schulung der Arzthelferinnen, z.B. in der Carl-Oelemann-Schule in Bad Nauheim vorgeschlagen.
Die Frage der Evaluation der Balint-Gruppenarbeit („training cum research") war während der gesamten Klausurtagung zu kurz gekommen. Eine eigene Arbeitstagung über die Erforschung der Zufriedenheit von Arzt und Patient zu veranstalten, blieb als Vorschlag im Raum stehen.
Die Marburger Psychosomatiker verabredeten untereinander, mit den niedergelassenen Ärzten in ihrer Gegend Kontakt aufzunehmen, um bei ihnen das Interesse für psychosomatische Fortbildung zu wecken. Das „Marburger-Modell" soll dann auch zentral in Bad Nauheim vorgestellt werden. Außerdem soll das Fortbildungsangebot der Akademie organisiert werden.

Ergebnis der Bad Nauheimer Januartagung 1983 hinsichtlich des konkreten Fortbildungsangebotes; Schritte, die unmittelbar nach dem 2. Seminar erfolgten

W. Schüffel

Übereinstimmend waren in der Tagung festgehalten worden:

1. Die Fortbildung muß lokal erfolgen, um dort die zukünftigen Teilnehmer zu informieren, zu sensibilisieren und zu motivieren. Fortbildung kann also nicht „von oben“ verordnet werden.
2. Die Bedürfnisse der Teilnehmer müssen vor Ort erfaßt und formuliert werden.
3. Zu einem späteren Zeitpunkt sind zentrale Fortbildungsangebote zu schaffen.
4. Die lokal erfolgenden Bemühungen müssen koordiniert und mit überregionalen Anforderungen abgestimmt werden.

Auf dem Boden dieser Überlegungen wurde auf den 3-Stufen-Plan der Arbeitsgruppe Nr. 3 zurückgegriffen (s. oben). Hieraus resultiert ein Fortbildungsangebot, das im Juni 1983 mit einer ersten Informationsveranstaltung in Rotenburg anlief und zu dem Mitglieder der Bezirksärztekammer Kassel eingeladen waren.[1] Der Wortlaut des Textes war in der Gruppe der Koordinatoren entworfen worden. Hier handelt es sich um Mitarbeiter innerhalb des Fortbildungsprogrammes, die für einzelne hessische Regionen verantwortlich zeichnen. Es sind (von Süden nach Norden):

Dr. med. W. Wedler	Städtische Kliniken, Grafenstr. 9, 6100 Darmstadt
Dr. med. G. Maass	Deutsche Klinik für Diagnostik, Aukammallee 33, 6200 Wiesbaden
Prof. Dr. med. K. Jork	Rheinstr. 37, 6070 Langen
Dr. med. J. Paàl	Sperberweg 7 6072 Dreieich-Buchschlag
Prof. Dr. med. W. Schüffel	Abt. Psychosomatik am Zentrum Innere Medizin, Robert-Koch-Str. 7, 3550 Marburg/L.
C. F. Fassbender, Dipl.-Psych.	Herz-Kreislaufzentrum Rotenburg, 6442 Rotenburg/Fulda
Dr. med. H. E. Oberdalhoff	Klinik am Hainberg, Ludwig-Braun-Str. 32, 6430 Bad Hersfeld

Die Koordinatoren vereinbarten monatliche Treffen in der Akademie in Bad Nauheim, um hier einen Informationsaustausch herbeizuführen und mit kooperierenden Kollegen die Weiterentwicklung des Programmes zu betreiben. Weiterhin kam es zur Planung eines 3. Seminars zu Evaluationsfragen.

---

1 Der Wortlaut des Fortbildungsangebotes wurde im Juni-Heft 1983 des Hessischen Ärzteblattes veröffentlicht; vgl. Anhang.

3. Seminar: Fortbildungsbeiträge aus der psychosomatischen Medizin (III): Beurteilung psychosozialer Kompetenz des Allgemeinarztes (Evaluationsfragen)

W. Schüffel

Die Tagung fand in der Akademie für ärztliche Fortbildung und Weiterbildung in Bad Nauheim vom 7.–8. 10. 1983 statt.[1]
Ziel der Tagung: Praktikable Beurteilungsverfahren anzugeben, die in der nächsten Zeit innerhalb des angelaufenen Fortbildungsprogrammes in Hessen eingesetzt werden können.

Zur Durchführung

Das Seminar fand im Wechsel von Großgruppe und drei Kleingruppen statt. Die Kleingruppen hatten folgende Themen:
Gruppe A: Inhalte der Evaluation psychosozialer Kompetenz.
Gruppe B: Methoden der Evaluation psychosozialer Kompetenz.
Gruppe C: Durchführung der Evaluation psychosozialer Kompetenz.

Der Teilnehmerkreis setzte sich aus rund 20 Damen und Herren zusammen (vgl. Teilnehmerliste). Etwa ein Drittel von ihnen waren Allgemeinärzte, ein Drittel spezialisierte Ärzte mit Fortbildungserfahrung, ein Drittel Sachverständige aus dem Bereich der Evaluation bzw. sonstige Fachkräfte.

Die Zielsetzungen der kleinen Arbeitsgruppen sind:

Ziele der Kleingruppenarbeit

Gruppe A: In dieser Gruppe sollen ausgehend von den bisherigen Diskussionen in Bad Nauheim die Inhalte der Evaluation zusammengefaßt und auf ihre Überprüfbarkeit beurteilt werden. Ein besonderer Gesichtspunkt soll sein, inwieweit die Evaluation *im Feld* machbar ist, ohne zu einer wesentlichen Verzerrung des Arbeitsfeldes beizutragen.
Hierbei sollte man sich von der 3stufigen Anlage des Fortbildungsprogrammes leiten lassen:
1. Phase: Motivation der Teilnehmer zur psychosozialen Fortbildung.
2. Phase: Gruppenbildung vor Ort.
3. Phase: Zentrale Fortbildung in Bad Nauheim bzw. anderen, sich aus den Bemühungen herauskristallisierenden Orten.

---

1 Sie wurde unter Mitwirkung der Herren Dr. G. P. Burkhard, Dipl.-Psych. (Bonn) und Prof. Dr. med. H. Renschler (Bonn) vorbereitet.

Diese Gruppe sollte zum Schluß ihrer Arbeit in das Plenum konkrete Fortbildungsangebote einbringen, ihre Ziele beschreiben, die in einer Evaluation sowohl konzeptionell wie praktisch realisierbar sind.

Gruppe B: In dieser Gruppe sollen Methoden bisheriger Forschung aus dem Bereich der Kommunikation, Therapie und Interaktion diskutiert und ihre Anwendbarkeit auf die Erforschung psychosozialer Kompetenz überprüft werden.
Als Ergebnis einer ersten Diskussion sollen mehrere Evaluationsvorschläge (Design, Methoden) erstellt werden, die in eine Plenumsveranstaltung eingebracht und mit den Ergebnissen der Untergruppe A „Inhalte der Evaluation psychosozialer Kompetenz" und der Untergruppe C „Durchführung der Evaluation psychosozialer Kompetenz" abgestimmt werden.
Am Ende weiterer Abstimmung zwischen Kleingruppen und Plenum sollte ein realisierbarer, konkret formulierter Evaluationsansatz zur Beurteilung psychosozialer Kompetenz stehen.

Gruppe C: In dieser Gruppe sollen Ablaufschemata allgemeiner Forschung, insbesondere aber auch derjenigen psychosozialen Kompetenz und hierbei auftretende Schwierigkeiten diskutiert werden.
Als Ergebnis einer ersten Diskussion sollen Ablaufvorschläge, Vorschläge zur Gewinnung von Versuchsteilnehmern, zur interdisziplinären Zusammenarbeit und Hinweise auf Vermeidung von Störstellen erarbeitet werden. Da in Deutschland wenig Erfahrung in der Beobachtung und Bewertung konkreter ärztlicher Handlungen vorliegen, sollen besonders Vorschläge erstellt werden, ob und unter welchen Bedingungen die Arzt-Patienten-Interaktion erfaßt werden kann. Dies soll in eine Plenumsitzung eingebracht und mit den Ergebnissen der Untergruppe A „Inhalte der Evaluation psychosozialer Kompetenz" und der Untergruppe B „Methoden der Evaluation psychosozialer Kompetenz" abgestimmt werden.
Am Ende weiterer Diskussion in den Kleingruppen und im Plenum sollen konkrete Schritte zur Durchführung und Hinweise zur Vermeidung von Schwierigkeiten konkret formuliert werden.

Teilnehmerliste: Prof. Dr. H. D. Basler (Marburg), Dr. G. P. Burkhard (Bonn), Dr. A. A. M. Crijnen (Maastricht), Dr. J. van Dahlen (Maastricht), Dr. H. Dickhaut (Bad Nauheim), Prof. V. Dubois (Maastricht), Prof. Dr. D. Eicke (Kassel), Dr. J. A. E. van der Feen (Utrecht), Dr. B. Frederich (Groß-Umstadt), Prof. Dr. K. Jork (Langen), Prof. F. Labhardt (Basel), Prof. B. Luban-Plozza (Ascona), Dr. G. Maass (Wiesbaden), Dr. W. Muth (Mannheim), Dr. J. Paal (Dreieich), Dr. G. Paar (Marburg), Prof. Dr. H. Renschler (Bonn), Dr. U. Rosin (Düsseldorf), Prof. Dr. W. Schüffel (Marburg), Dr. H. Walb-Noelke (Homberg/Ohm), Dr. W. Wedler (Darmstadt).

Abschließende Bemerkung

W. Schüffel

Unterdessen ist die Fortbildungsbemühung in weiten Bereichen Hessens angelaufen: Es begann am 17. 9. 1983 in Rotenburg/Fulda; dann folgten Veranstaltungen in Marburg, in der Umgebung von Darmstadt. Die letzten einführenden Veranstaltungen werden voraussichtlich im Frühjahr 1984 abgeschlossen sein. Eine erste überregionale Vorstellung des Programmes, zu der insbesondere die Teilnehmer der regionalen Fortbildungsgruppen eingeladen werden, wird am Samstag, 7. 7. 1984 in der Akademie für ärztliche Fortbildung und Weiterbildung, Bad Nauheim, stattfinden. Der Widerhall ist unterschiedlich, insgesamt aber außerordentlich erfreulich.
Interessierte Kollegen werden gebeten, sich ohne Zögern entweder an die regionalen Koordinatoren (vgl. Anhang, Hessisches Ärzteblatt) oder an den Herausgeber W. Schüffel zu wenden. Selbstverständlich steht für Auskünfte auch die Akademie für ärztliche Fortbildung und Weiterbildung zur Verfügung.

Anhang

Hessisches Ärzteblatt: Ärztliche Fortbildung in psychosomatischer Medizin (Juni 1983)

Die ärztliche Fortbildung in psychosomatischer Medizin soll weiterentwickelt werden. Es ist das Ziel, die „Beziehungsmedizin" in die ärztliche Tätigkeit zu integrieren. Unter Beziehungsmedizin wird verstanden, daß der Arzt beim Zugang zu seinem Patienten unabhängig vom Krankheitsbild die psychosozialen Beziehungen des Patienten zu seiner Umwelt erkennt und berücksichtigt.
Die Fortbildungsinhalte sollen laufend im Zusammenwirken von interessierten Ärzten, die an der Eigengestaltung des Lernens mitarbeiten, den Fortbildern und den Vertretern der Akademie für ärztliche Fortbildung und Weiterbildung der Landesärztekammer Hessen in Bad Nauheim weiterentwickelt werden. Die Fortbildung in psychosomatischer Medizin soll in 3 Stufen aufgebaut und angeboten werden:

1. Die Beziehungsmedizin wird in alle Gebiete der Fortbildung einbezogen.
2. Es werden eigenständige Kurse in Methoden der Langzeitbehandlung und Psychotherapie körperlich und funktionell Kranker eingerichtet.
3. Es werden neue Balint-Gruppen an verschiedenen Orten eingerichtet.

Die Fortbildung in psychosomatischer Medizin soll regional und zentral angeboten werden. An 5 verschiedenen Orten, nämlich Darmstadt, Langen/Frankfurt, Marburg, Rotenburg und Wiesbaden, werden Fallseminare geschaffen, die in Diskussionsgruppen übergehen und – je nach Bedarf – in Balint-Gruppen oder weiterführende Arbeitsgruppen zur Erhöhung der ärztlichen Kompetenz (z. B. autogenes Training, Gesprächsführung nach Rogers, Selbsterfahrungsgruppe) einmünden. Parallel zu dieser Gruppenarbeit werden zentral in der Akademie für ärztliche Fortbildung und Weiterbildung in Bad Nauheim Vorträge mit Diskussionen und Arbeitsgruppen zum Erlernen spezieller Kenntnisse angeboten.
Mit dem Wechsel zwischen regionaler und zentraler Fortbildung wird der Austausch zwischen den sich entwickelnden Arbeitskreisen angestrebt, damit die bestehenden Bedürfnisse besser erkannt und Möglichkeiten zu ihrer Befriedigung entwickelt werden können. Als Methode wird das selbstgesteuerte ärztliche berufsbezogene Lernen im Kollegialstil, das auf dem „peer-learning" beruht, gewählt.
Es ist beabsichtigt, den Richtlinien über die Weiterbildung entsprechend, die einzelnen Fortbildungsveranstaltungen im Bausteinprinzip für den Erwerb der Zusatzbezeichnung „Psychotherapie" anzurechnen. Gespräche darüber laufen bei der Landesärztekammer Hessen.
Eine Begleitforschung zur Ermittlung der Lernfortschritte ist geplant. Die Ergebnisse dieser angewandten Forschung werden den Teilnehmern vermittelt, so daß sie unmittelbar jedem einzelnen Teilnehmer zugute kommen. Die Teilnahmegebühren entsprechen den an der Akademie üblichen Kosten.

Die Veranstaltungen beginnen im Frühsommer 1983. Auskünfte erteilen die Koordinatoren:

Dr. med. W. Wedler	Grafenstr. 9, Städtische Krankenanstalten, 6100 Darmstadt;
Prof. Dr. med. K. Jork	Rheinstr. 37, 6070 Langen;
Dr. med. J. Paàl	Sperberweg 7 6072 Dreieich-Buchschlag
C. F. Fassbender, Dipl.-Psych.	Herz- und Kreislaufzentrum Rotenburg, 6442 Rotenburg/Fulda;
Dr. med. H. E. Oberdalhoff	Klinik am Hainberg, Ludwig-Braun-Str. 32, 6430 Bad Hersfeld
Prof. Dr. med. W. Schüffel	Robert-Koch-Str. 7, 3550 Marburg;
Dr. med. G. Maass	Aukammallee 33, 6200 Wiesbaden.

Deutsches Kollegium für psychosomatische Medizin: Rahmenrichtlinien für die Weiterbildung in psychosomatischer Medizin (Marburg, Juli 1981)

1. Eingangsbedingungen

Vor Beginn der Weiterbildung sollte der Arzt bereits mindestens 2 Jahre lang klinisch-organmedizinisch gearbeitet haben, sowie nach Möglichkeit an Balint-Gruppen teilgenommen und ein Jahr psychiatrischer Tätigkeit absolviert haben.

2. Psychosomatische Weiterbildung

Die psychosomatische Weiterbildung im engeren Sinne sollte vor allem während einer 3jährigen klinischen und/oder poliklinischen Tätigkeit in einer Institution erfolgen, in der organische, psychologische und psychosoziale Gesichtspunkte in Diagnostik und Therapie integrativ einbezogen werden. Wegen der Kontinuität der Weiterbildung erscheint es uns wichtig, daß von diesen 3 Jahren mindestens 2 Jahre zusammenhängend in einer Institution abgeleistet werden, die vom DKPM als Ausbildungsinstitut anerkannt wurden. Da es derzeit und wohl auch auf absehbare Zeit hinaus noch relativ wenig Institutionen geben wird, die vom DKPM als Ausbildungsinstitute anerkannt werden können, muß natürlich auch die Möglichkeit bestehen, daß diese 3 Jahre an einer anderen klinischen, poliklinischen oder psychotherapeutischen Institution abgeleistet werden, wobei die übrigen Weiterbildungsforderungen berufsbegleitend erfolgen können. Während dieser 3jährigen klinischen und/oder poliklinischen Weiterbildungstätigkeit sollte kontinuierlich ein Selbsterfahrungs- und ein Supervisionsprozeß ablaufen, der zusammen mindestens 200 Doppelstunden umfassen und sich etwa je zur Hälfte auf die Selbsterfahrung und auf die Supervision erstrecken sollte.

3. Selbsterfahrung

Der Selbsterfahrungsprozeß strebt im wesentlichen 4 Ziele an:

1. Das Erleben des therapeutischen Prozesses an sich selbst mit dem Ziel, sich selbst und die eigenen Grenzen tiefer zu erkennen und, wenn möglich, zu erweitern.
2. Das Erleben und das Erlernen der Anwendung einer psychotherapeutischen Methode.
3. Das Erleben des ständigen Verflochtenseins in mitmenschliche Beziehungen (Interaktion zwischen Arzt und Patient, zwischen Arzt und Behandlungsteam und zwischen Arzt und Institution).
4. Die Selbsterfahrung sollte auch das Erleben und Erlernen einer körperbezogenen Methode beinhalten.

Die hier angeführten Ziele des Selbsterfahrungsprozesses als Weiterbildungsinhalt schließen natürlich nicht die grundsätzliche Überzeugung aus, daß sich der Therapeut in einem ständigen Prozeß der Entwicklung, Reifung und Erweiterung seiner Persönlichkeit (Selbstverwirklichung) befinden sollte. Dies kann jedoch nicht ein Weiterbildungsziel im engeren Sinne sein. Eine persönliche Analyse wird demnach nicht gefordert, wohl aber empfohlen.

4. Supervision

Der Supervisionsprozeß sollte folgende Zielrichtungen umfassen:

1. Problemfokussierung: Inwieweit vermag der Kandidat eine umfassende Diagnose und entsprechende therapeutische Indikationen zu stellen? Dabei beinhaltet die „umfassende" oder „Gesamtdiagnose" die Synthese der somatischen und psychosozialen Teilaspekte unter Berücksichtigung der ätiologischen, pathogenetischen und krankheitsreaktiven Faktoren.
2. Therapiemethode: Inwieweit beherrscht der Kandidat die Anwendung verschiedener therapeutischer Verfahren und kennt deren Reichweite? Ist er in der Lage, auch die psychologische Bedeutung der verschiedenen somatischen, diagnostischen und therapeutischen Methoden zu beurteilen?

Die Supervision sollte als Einzelsupervision und als Gruppen- bzw. Teamsupervision erfolgen. Empfehlenswert ist zusätzlich noch eine Supervision der Institution.
Es wird empfohlen, daß zumindest ein Teil des Selbsterfahrungs- und Supervisionsprozesses durch einen externen Ausbildungsleiter erfolgt. Im übrigen möchten wir in den Supervisionsprozeß nicht allzusehr reglementierend eingreifen, empfehlen jedoch den Ausbildungsleitern, daß die Kandidaten angehalten werden, schriftliche Zwischenberichte (Anamneseprotokolle und Behandlungsverlaufsberichte) bei verschiedenen Krankheitsbildern und der Anwendung verschiedener therapeutischer Methoden zu erstellen, damit dies einen Überblick über den Ausbildungsstand ermöglicht.

5. Theoretische und praktische Kenntnisse in

1. Allgemeiner und spezieller psychosomatischer Medizin, deren wichtigste wissenschaftstheoretische Grundzüge, sowie Methodik und Praxis der psychosomatischen Konsultationen.
2. Entwicklungspsychologie und Sozialisationsprozesse.
3. Persönlichkeitstheorien.
4. Lernpsychologie und Verhaltenslehre.
5. Biologischen Grundlagen des Verhaltens.
6. Allgemeiner und spezieller Neurosenlehre.
7. Psychodynamik der Familie und der Gruppe.
8. Psychopathologie.
9. Kommunikationstheorie.

10. Technik der Erstuntersuchung und verschiedener psychotherapeutischer Verfahren einschließlich Prävention und Rehabilitation.
11. Psychodiagnostischen Testverfahren.
12. Methoden der Verhaltensbeobachtung.
13. Evaluationsmethoden psychotherapeutischer Behandlungen.

Die Vermittlung dieser Kenntnisse sollte nicht so sehr durch Vorlesungen, sondern vor allem in Form von Seminaren, Arbeitsgruppen usw. erfolgen und insgesamt nachweislich mindestens 250 h umfassen. Es erscheint uns wichtig, daß von diesen 250 h etwa die Hälfte der Zeit auf die unter Punkt 1 angeführten Kenntnisse in psychosomatischer Medizin verwandt werden.

Der Koordinationsausschuß ist sich darüber im Klaren, daß diese Forderungen ein Minimum darstellen, mehr einer allgemeinen Orientierung dienen und daß ein Vielfaches an Zeit zur Vermittlung dieses Lehrstoffes erforderlich wäre und deshalb ein sehr intensives Literaturstudium erwartet werden muß.

6. Abschlußkolloquium

Es erscheint uns zweckmäßig, die Weiterbildung mit einem Abschlußkolloquium und einem schriftlich vorzulegenden Fallbericht abzuschließen. Dieses Abschlußkolloquium könnte jeweils, wie bei den psychotherapeutischen Gesellschaften, am Vorabend der DKPM-Tagung stattfinden, wobei es wünschenswert wäre, daß ein Mitglied der das Kolloquium durchführenden Kommission der Institution angehören sollte, aus der der Kandidat kommt.

7. Weiterbildungskommission

Es erscheint zweckmäßig, eine Weiterbildungskommission zu bilden, die die Weiterbildung überwacht, die Persönlichkeiten und die Institutionen bestimmt, die die Weiterbildung durchführen dürfen und die in regelmäßigen Abständen ein Empfehlungsblatt herausgibt, aus dem zu ersehen ist, welche Lehrveranstaltungen außerhalb des DKPM auf die Weiterbildung angerechnet werden können. Dem Koordinationsausschuß ist bewußt, daß sich die Weiterbildung derzeit entweder mehr an die psychoanalytisch orientierten oder aber mehr an die verhaltenstherapeutisch orientierten Institutionen wird anlehnen müssen. Trotzdem haben wir uns bemüht, gemeinsame Rahmenrichtlinien und Zielvorstellungen für die Weiterbildung zu erstellen.

8. Weiterbildung für Psychologen

Bezüglich der psychosomatischen Weiterbildung für Psychologen schlagen wir vor, daß zunächst eine, dem DKPM angehörende Gruppe von Psychologen eigene Vorstellungen und Vorschläge erarbeiten, ehe wir diese dann gemeinsam in Rahmenrichtlinien festlegen. Das gleiche gilt für die Schwesternweiterbildung, für die sich besonders die Herren Köhle und Schwarz engagiert haben.

9. Diese **Rahmenbedingungen für die Weiterbildung** sind vor allem für den psychosomatisch tätigen Arzt (Typ A) konzipiert. Für jene Kollegen, die die Berechtigung erhalten sollen, die oben skizzierte Weiterbildung ganz oder teilweise durchzuführen (Typ B bzw. Lehr-Psychosomatiker), erscheinen uns folgende Forderungen zweckmäßig zu sein: Der ausbildende Arzt sollte nach dem Abschluß seiner eigenen psychosomatischen Weiterbildung in der Regel 5 Jahre lang praktisch psychosomatisch tätig gewesen sein und davon 2 Jahre bereits an der Weiterbildung junger Kollegen mitgearbeitet haben. Er sollte in der Regel auch ordentliches Mitglied des DKPM sein und von der Weiterbildungskommission ausdrücklich mit der Weiterbildung beauftragt worden sein.

The Value of Confluent Learning Applied to General Practice Training

Deirdre Paulley[1], M. D.

This paper discusses the consequences and vicissitudes of applying some principles and parameters of psychoanalytically orientated psychotherapy, and also learner/directed teaching techniques, systematically to a professional training course for general practice, containing six cohorts of eight trainees, each cohort meeting weekly as a group over a period of 3 years.

The idea of the course was to use confluent learning, that is to combine emotional understanding and intellectual learning as intimately as possible.

As a psychotherapist, I considered that the use of some psychotherapeutic parameters in the structure of training for general practice might have some of the same enabling effects that they have in psychotherapy itself.

The two-pronged aim was to enable the trainee to increase his sensitivity and self-awareness and at the same time to release the potential for life-long motivated study. It was hoped that this training would provide him with the skills necessary to become an adequate partner, trainer and educationalist. I felt that the resulting integrative experience would then be applicable to the doctor/patient relationship.

The Ipswich Vocational Training Scheme, where this was applied, had a cohort who remained together for the entire 3 years of their hospital and general practice training. This enabled them to meet for their weekly seminar in the setting of a small group. (To date this scheme has been applied to a total of 50 trainees).

Introduction

There have been general complaints of the increasing coldness and intellectual rigidity of medical education in the United Kingdom, and I suspect in much of the Western world. I felt there was a need to redress this by emphasising the importance of the patient rather than the disease, and the doctor himself rather than his academic learning. For medicine is not only the diagnosis and cure of disease, but the diagnosis and treatment of the patient who addresses himself to the physician, and who may be coming not for cure, but for permission for punishment, purification or indeed castration, and if the doctor is not careful the patient may get what he seeks rather than what he needs. In other words, the general practitioner needs to reconcile chemistry and its emotional uses to the patient.

---

1 Address: Cross Keys House, Stoke-by-Nayland, Colchester, Essex CO 64 QT, Great Britain

In a small closed group, learning can be more adequate, as a degree of security and trust develops, and in the atmosphere of reduced competitiveness each trainee's capacity can be utilized. However, in the cohesion of a small group unconscious processes are powerfully operative, and unless they are recognised any learning task will suffer; awareness and interpretation of the defensive manoeuvres is necessary for learning to continue freely.

In considering the academic content of the course, I came to the conclusion that to day, with rapidly increasing technology, factual information is soon out of date, and therefore the teaching of facts becomes a less adequate way of informing, and self-motivated continuing study becomes doubly important. This is encouraged by true sharing of responsivility between the teacher and the taught, rather than a passive dependent learning.

Looking more closely at what the trainee needs to achieve the above aim, one has to realise that his work in hospital has built a number of defences to protect him from personal involvement, and that these have a rigidity, which limits is coming work and reduces his possibility of using emotional responses. To use these more effectively, he needs to understand the basics of transference and counter-transference. However, he is probably unaware of these processes, and this will limit the quality of his work within general practice. This ignorance may create anxiety and frustration in both doctor and patient.

These doctors have been trained not in an apprenticeship for general practice, but in an environment designed for trainee hospital doctors where modelling for their task was minimal. They have in fact been working in a highly structured hierarchical environment where much of the learning was passive yet competitive. I wanted to involve them in increased flexibility and capacity for change, much of which was in contradiction to their early training. They had not been prepared for explorative learning, but had been involved in the 'jug and mug' method of teaching, and had ingested large amounts of hard facts. One might say they had been taught almost like an infant who opens his mouth for food which is then arbitrarily chosen and given at regular intervals without recourse to his particular needs, or indeed his capacity.

Very few of these doctors had been asked to analyse their learning needs, or take any initiative in the planning of their course. This lack appeared to render then unprepared and indeed afraid to exercise independence of thought and action, and I found some of our trainees initially resentful at having to take any responsibility for their own learning. They showed lack of confidence and were unable to respond constructively to criticism by their peers, and often had an unrealistically poor appraisal of their own abilities. It is evident that in the intellectual isolation of general practice, doctors have to be able to define their educational needs and have the confidence and ability to meet them.

Therefore, an early task with these trainees was to establish a supportive climate in which the participants felt free to talk informally, listen attentatively and tolerantly, and gain self-confidence in this new structure where they would be working both with emotion and intellect in order to achieve the appropriate integration of these into their future practice.

It is important that the staff accept the basic ethos, as their emotional understanding is fundamental to the adequate working of this type of teaching. Learner-directed work requires a considerable degree of self-awareness and is often as difficult for the trainer as for the trainee. Attitudes to learning are coloured by early instruction by parent figures and reinforced by hospital teaching, and those taking on this teaching during this course are vested with some of the feelings originally bonded to earlier authority figures.

So it is important for every staff member to recognise the regressive part of the trainee who tries to erect in the staff member an all-giving and all-demanding parent figure. He needs to be able to help the trainee to recognise why he has this behaviour and enable him to transfer this understanding to his relationship with his patients.

There must be courtesy and care, and this needs to be seen in every part of the scheme. For instance the room should be arranged carefully at the beginning of each session by the trainer, leaving a chair for any absent member: later I found that the group member who arrived first naturally took on this responsibility. Observing this, one doctor commented thoughtfully that he wondered if a chair had been left for him the previous week when he had been away.

Care was taken for instance that any technological equipment required was present and in proper working order and that the trainer remembered to apologise for absences and changes; also, staff kept accurate timetabling and gave information well in advance. All structural and policy changes needes to be discussed openly. Importance was given to the accuracy of spatial and temporal boundaries for the sessions, and it was essential that the staff understood this and were able to provide good modelling.

This way of working produces some anxiety and this needs clearly to be acknowledged with tact and sympathy, and minimized by talking frankly about the whys and wherefores of what we are doing. A parallel may be made with the amount of freedom and lack of boundaries which trainees are going to experience when they enter general practice.

A problem faced by us as trainers was the difficulty of abandoning lecture and seminar style teaching with its controlling power and rewards, and there was discomfort and guilt in not providing quantities of fact. These points made it difficult to resist the pressure to collude with the group in their desire to keep the status quo with its easy spoon-fed knowledge.

One way this pertained was as follows: When the discussion slackened, the two staff members felt the need to pair with each other to provide, under the disguise of discussion, information which they felt ought to be fed in. This sometimes destructively blocked the real learning and engendered anger and defensive mechanisms within the group.

One of the tenets of this work is that both trainee and trainer need to take responsibility for interpreting these phenomena. This method of working facilitates congruence in all members of the group, encouraging an ability to confront rather than to manipulate and supporting the capacity to set realistic limits, both emotionally and intellectually. It is important for trainers to recognise and interpret negative transference in relation to themselves.

Curriculum

The curriculum has evolved over the 12 years, changing as we have learned from our experiences. I have described elsewhere in greater detail how the group work is structured throughout the 3 years. Bearing in mind our principles, we start with a carefully structured introduction, and are privileged to have Dr. Jane Abercrombie initiate our work by giving a demonstration on perception and communication and the consequences for learning. The following four or five sessions are then used to help members to get to know each other, using experiential techniques, mutual history taking, encounter and managerial exercises. Also during this period, some key concepts are presented and discussed by the members, this being the beginning of the experience of peer teaching and constructive criticism. Interviewing techniques are taught experientially with role play and video tape. A further period of time is spend in the psychodynamic understanding of growth and development. Throughout the first year a quarter of an hour was set aside at the end of each weekly afternoon session to look at how it felt to be learning, how effective it had been and if not why not, and was the difficulty purely technical, was it that the work was badly produced, or was there a blocking from emotional difficulties within the group. So there was a continued emphasis on self-understanding and on awareness of the process of the unconscious, and their share in the interpreting of this was encouraged.

Having established a particular method of working with a small group of eight and with a degree of safety, the trainers and trainees now do an exercise of brainstorming during which they work out the vocational education which is to take place during the next 2 years. This is based on the understanding that adequate learning only takes place where there is motivation and choice. The brainstorming is again the way of using the structure to teach, for it needs a considerable degree of intellectual give and take and a capacity for organising their work. The next 2 years' tasks are designed as a basis for clinical work with practicalities and community work relevant to general practice. They usually occupy some of this time in filling the lacunae they have experienced in their previous clinical work, such as the understanding of loss and mourning, infant death, sexual problems and psychosomatic diseases, and will also include their finances, records and other relevant general practice matters. Year 3 sees them in general practice and by now they are chairing and managing their own work, including organising and introducing invited speakers and presenting work themselves. During the 2nd and 3rd years the brief introspective time at the end of each session gives way to a fully structured 1¼-hour sensitivity group.

Doctor Balint initiated the use of group work in general practice training, deliberately setting out to increase the trainee's sensitivity to the influences of his own unconscious responses in his interactions within his practice. He felt that these counter-transference processes could be developed in the service of patients. The format he used for such a group has been widely adopted; however, I have evolved a method which I have found more useful for hospital-based trainees. This is basically a sensitivity group based on the here and now, with no agenda, the facilitator taking care to interpret the underlying unconscious processes in so far as they are blocking the work of the group. He serves also as a model for confluent learning and explains at each session the process that goes on.

The description of the continuing pattern of such a group's life has been described by many workers within a frame of reference appropriate to their own disciplines. I have found the most relevant model for the trainee to be that of the family, taking the stages of a child's development and applying this to the development of the group, for these experiences, originally part of the doctor's own childhood, are re-experienced within the milieu of the group, observably heightened by the group's cohesiveness.

Throughout the 2 years, the group follows the pattern from dependency to conformity, through struggle and revolt, towards eventual autonomy. Both in the cohort as a whole and in the sensitivity group itself the level of anxiety needs to be optimal. If it is too high, the second level of communication takes precedence over the true task and the group becomes dominated by fluctuating emotions and irrational impulses which may produce undue dependence, with manipulative attempts to get teaching wisdom from the facilitator, who is seen as the fount of all knowledge. If he does not provide this there may be a search for an alternative leader. Sometimes there is disruption and rumpus which can be very adolescent in character and difficult to deal with, and sometimes defence takes the form of apathy, which may include sleeping, whispered asides, yawning, restlessness and withdrawal. All these manoeuvres reduce the capacity of trainees for emotional change and understanding, so there is a constant need to understand the nature of these defences and interpret and steer the task of the group and it is particularly important for the facilitator to remain within the task and not to collude with the group's unconscious desire to avoid painful understanding. The final ending of the group is utilized for the trainee to experience the states associated with loss and grief, the initial denial, anger, sadness and ultimate resolution, and to accept the frustration of unfinished business.

We have encountered many problems, some soluble, some insoluble. It would seem from my experience that one or two of each group of eight found the format and responsibility painfully difficult; in a few cases too difficult. These trainees responded with a combination of defences, some more maladaptive than others, including physical disturbance, denial and withdrawal. We have learnt the necessity of a gradual introduction of working style and we have found this aided by staff having had experiential training of their own. One problem we have been aware of is the capacity for the group to allow psychodynamic splitting between the learning group and the sensitivity group, whereby one becomes the repository for all the bad parts and the other becomes cosy, warm and without growth. In our particular situation we have also had to contend with the dynamic interchange present at the interface between the group and the rest of the hospital staff. They have needed help to cope with the envy within the hospital heirarchy. Some of these difficulties have been reduced by a more adequate introductory period previous to the starting of the sensitivity group.

Perhaps one of the most fundamental pieces of education for both trainers and trainees has been learning how to cope with the helplessness and discomfort of chaos in the struggle to reach consensus on the work content. This was difficult for the staff who were tempted to direct the work rather than have faith in the trainees' potential to make order. Among the trainees there were those who felt the exercise to be a waste of time and wanted the trainer to take Draconian measures to put an end to the struggle.

The intensity of the work in the sensitivity group was definitely enabled by the previous and surrounding structure of learner-directed work, which engendered a certain amount of safety and confidence within the cohort itself.

I have described in a recent paper the sending out of a questionnaire to all fifty doctors who had been through the scheme during the 12 years, to try to discover the quality of our work. It contained both factual questions and requests for comment. We had a particularly high response (95%), and the answers revealed that the experience of the group work had clearly left an indelible impression. What also emerged was that the sensitivity group had been a powerful experience. They spoke of the development of psychological insight, and of interpersonal skills which they found important in their teaching and with their patients and indeed with their families. Hard information obtained from the questionnaire showed that our graduates had a high level of involving themselves in part-time academic appointments in the general practice field.

One of the problems stated was that such training induces expectations of a type of general practice not yet in existence, but as one trainee commented, "It is hard to fault us for having high expectations, for surely we should aim at excellence". All our graduates are still in general practice, despite fears voiced by colleagues that we might subvert our trainees into counselling or psychotherapy.

The questionnaire produced a high level of positive comment, often in the form of short essays on the satisfaction of working in a small closed group in learner-participant learning, and very strongly positive responses to the sensitivity group experience itself, typical statements being, "It was extremely useful"; "of inestimable value"; "Unique – like no other experience".

One thing emerges from these retrospective reports, some after a lapse of many years, that applying some psychotherapeutic parameters and learner-directed work to the learning needs of these doctors, though sometimes very difficult and painful, is well worthwhile, and one should not be disheartened by the apparent difficulties experienced during the actual working of the group.

In general, the figures we obtained support our aims to give our trainees wider insight and the use of themselves, thus enabling self-education and teaching skills to develop. Finally, I consider that general practitioners need to be self-motivated and have intellectual and emotional autonomy. I instituted a training programme specifically to promote this, not as an end in itself, but because i felt that the experience the doctor gained would be mirrored in his later relationships within his practice. Our results in general would support this; however, I think it is important to understand and unblock the unconscious process which develops, particularly in the small group. Also, it is important for staff to understand transference and counter-transference where it is obstructing progress. The promotion of autonomy in self-learning means that the seminar time is more adequately utilized so that information is more easily absorbed.

Confluent learning results in increased integration, and the importance of a small group structure is that it dictates function and the means becomes the end and the end is really the beginning!

Summary

The premise is that confluent learning, or combining emotional and intellectual learning as intimately as possible, is enhanced by working in a small closed group. Unconscious process is taken account of and interpreted where necessary to unblock learning difficulties; also, there is adherence to the principles of autonomous learning.

The aim is to release the potential of each trainee for emotional sensitivity through self-awareness and equip him with the capacity for lifelong self-motivated study, thus to enable him to become a more integrated person and thereby facilitate the doctor-patient relationship. This is seen as an important but neglected area of training for general practice.

Some of the issues involved in such a programme are discussed, and comments are made on the results of 12 years' work with six cohorts of eight doctors.

The theoretical underpinning is based on the work of J. M. Balint, W. R. Bion and G. E. Miller.

References

1. Abercrombie MLJ (1979) *Aims and techniques of group teaching,* 4th edn. S.R.H.E.
2. Balint M (1968) *The doctor, his patient and the illness,* 2nd edn. Pitman, London
3. Bion WR (1961) *Experience in groups.* Tavistock, London
4. Boddy FA, Backett EM (1968) The student as teacher. Lancet I: 1243–1245
5. Boud D (1981) *Developing student autonomy in learning.* Kogan, London
6. Comfort A (1972) What is a doctor? Lancet I. 971–974
7. Erikson EH (1959) *Identity and the life cycle.* Psychol Issues 1
8. Frank JD (1957) Some aspects of cohesiveness and conflict in psychiatric out-patient groups. Bull Johns Hopkins Hosp 101: 224–231
9. Gosling R, Turquet P (1964) The training of general practitioners: The use of the group method. Conference paper. Tavistock, London
10. Houston G (1981) On becoming a self-directed course. Monograph-South West London College, London
11. James C (1980) Countertransference in training for group psychotherapy. Group analytic society, Annual conference paper (unpublished)
12. Miller GE (1982) Educational science and education for medicine. Br J med 1: 156–159
13. Paulley D, Tait I (1983) Proceedings of XIVth European Conference on Psychosomatic Research, Sep 19–25, 1982. Psychother Psychosom 40: 33–47
14. Pfeiffer WJ, Jones JE (1974–1975) A handbook of structured experiences for human relations training. Univ Assoc Calif 1: 1–5
15. Rice AK (1965) *Learning for leadership* – Interpersonal and Intergroup relations, Tavistock, London
16. Rogers CR (1969) *Freedom to learn,* Merrill, London
17. Selvini A (1973) An internist's experience in a doctor-patient relationship Training group (Balint Group). Psychother Psychosom 22: 1–18
18. Tait I (1971/1973) Behavioural science in medical education and clinical practice. Soc Sci Med 7: 1003–1011 (Report to the Nuffield foundation, 1971, Pergamon, London)
19. Thomae H. Turquet PM (1964) Training in psychosomatic medicine. A critical review. Adv Psychosom Med IV: 167–221
20. Tyler RW (1949) Basic principles of curriculum and instruction. University of Chicago Press, Chicago
21. Winnicott DW (1974) Mirror-role of mother and family in child development: In his *Playing and reality.* Harmondsworth Penguin, Riverdale
22. Woodmansey AC (1979) The nurturing of medical students: A psychotherapeutic approach to psychiatric education. Am J Psychother 33: 592–602

Sachverzeichnis

GPSR Compliance

The European Union's (EU) General Product Safety Regulation (GPSR) is a set of rules that requires consumer products to be safe and our obligations to ensure this.

If you have any concerns about our products, you can contact us on ProductSafety@springernature.com

In case Publisher is established outside the EU, the EU authorized representative is:

Springer Nature Customer Service Center GmbH
Europaplatz 3
69115 Heidelberg, Germany

Batch number: 10844827

Printed by Printforce, the Netherlands